RÉPUBLIQUE FRANÇAISE.

MINISTERE DE LA GUERRE.

INSTRUCTION DU 17 MARS 1890

SUR

# L'APTITUDE PHYSIQUE

AU SERVICE MILITAIRE



PARIS
11, Place St-André-des-Arts

LIMOGES
Nouvelle route d'Aixe, 46

IMPRIMERIE ET LIBRAIRIE MILITAIRES
HENRI CHARLES-LAVAUZELLE
Editeur.

1890

# INSTRUCTION DU 17 MARS 1890

SUR

# L'APTITUDE PHYSIQUE

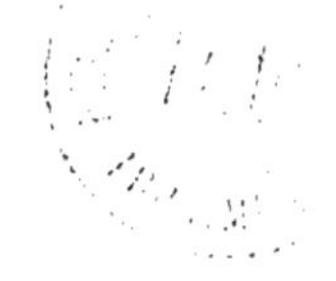

## AU SERVICE MILITAIRE

Paris, le 17 mars 1890.

## I. — CONSIDÉRATIONS PRÉLIMINAIRES.

### Exemption.

La loi sur le recrutement de l'armée, du 15 juillet 1889, *exempte* du service militaire les jeunes gens que leurs infirmités rendent impropres à tout service (art. 20).

Cette exemption est prononcée en séance publique par un conseil de revision, assisté d'un médecin, qui examine les jeunes gens et donne son avis sur leur aptitude au service militaire (art. 18).

Cet avis est consigné dans une colonne spéciale en face de chaque nom sur les tableaux de recensement.

### Ajournement.

Le conseil de revision peut décider, deux années de suite, l'*ajournement* des jeunes gens qui sont au-dessous de la taille minima de 1m,54 ou qui sont d'une complexion trop faible pour faire immédiatement un service armé (art. 27).

Avant qu'il soit statué, le médecin doit examiner si la faiblesse de constitution des sujets n'est attribuable qu'à une croissance trop rapide ou à une évolution tardive de l'organisme, et émettre son avis sur les chances d'amélioration que peuvent apporter une ou deux années de délai.

### Service auxiliaire.

Le conseil de revision classe dans le *service auxiliaire* les jeunes gens qui, en raison de certaines défectuosités, ne sont pas absolument aptes à tous les services de guerre et qui, néanmoins, peuvent être utilement employés à certains services de seconde ligne ou de l'arrière (art. 20).

Le médecin doit s'assurer qu'il n'existe aucune maladie ou infirmité pouvant diminuer d'une façon notable la faculté de travailler, ou constituer une difformité repoussante et fait encore connaître, avant le vote du conseil de revision, quelles sont les conclusions de son examen.

### Dispenses.

Le conseil de revision confère la *dispense du service militaire* à des jeunes gens qui doivent être considérés comme chefs de famille par suite de la cécité, de l'incurabilité ou de l'impotence de certains parents (art. 21).

D'autre part, il dispense de la *taxe fixe* les hommes exemptés du service militaire pour infirmités entraînant l'impotence (art. 35).

Qu'il s'agisse d'une infirmité congénitale ou acquise, l'*impotence* résulte aussi bien de l'impossibilité manifeste d'exercer une profession, en rapport avec les aptitudes du sujet, capable de procurer les ressources nécessaires pour pourvoir à sa propre subsistance et de venir en aide à sa famille, que de l'incapacité absolue du travail.

Dans les deux cas, le médecin est appelé à visiter les personnes qui motivent la demande de dispense et à déclarer l'*incurabilité* ou l'*impotence*.

### *Engagements.*

L'armée active se recrute non seulement par la voie des appels, mais encore par des *engagements*, par des *rengagements* et par des commissions (art. 59, 63 et 68). Ces divers modes de recrutement étant naturellement subordonnés aux conditions d'aptitude physique nécessaires pour faire un service armé, les sujets sont soumis avant tout, en présence du chef de corps ou du commandant de recrutement, à l'examen d'un médecin qui certifie par écrit cette aptitude.

L'engagé peut avoir été déclaré impropre au service ou classé dans les services auxiliaires par le conseil de revision, ou, ayant déjà servi, avoir été réformé. Il peut aussi, ayant été réformé pour des motifs autres que pour blessures reçues en service commandé ou pour infirmités contractées dans les armées de terre ou de mer, être ultérieurement compris dans un contingent par le conseil de revision, si les motifs de réforme ont cessé d'exister (art. 59 de la loi et décret du 28 septembre 1889).

Réformes et retraites.

Tous les jeunes gens inscrits sur les tableaux de recrutement, qui n'ont pas été exemptés, les engagés et les rengagés appartiennent à l'armée pendant vingt-cinq ans, au-delà de vingt-cinq ans pour les commissionnés, et n'en peuvent sortir que par la *réforme* ou par la *retraite*, si l'aptitude au service militaire vient à cesser.

Le médecin est encore, dans cette circonstance, appelé à examiner l'aptitude militaire des sujets devant les commissions spéciales instituées à cet effet, et il doit certifier, par écrit, les conclusions de son examen, en observant avec soin les formes prescrites, suivant les différents cas, par les instructions ministérielles (*Notice 5 du règlement du service de santé de l'armée*).

La présente instruction a pour but d'aider la mémoire du médecin dans ces expertises médico-légales, en lui donnant des indications : d'abord sur les points qui doivent faire particulièrement l'objet de son examen pour reconnaître l'aptitude au service militaire, puis sur les infirmités qui sont incompatibles avec ce service ; enfin, sur les conclusions qu'il peut légitimement formuler à la suite de certaines constatations, mais beaucoup de ces indications n'ont rien d'absolu.

## II. MODE D'EXAMEN DES HOMMES.

L'homme à examiner devant le conseil de revision doit se présenter entièrement nu, et s'il montre quelques appréhensions à ce sujet, le médecin doit chercher à les dissiper avec bienveillance en s'entourant de précautions pour mettre l'examiné à l'abri d'une curiosité indiscrète, et, dans tous les cas, ménager les légitimes susceptibilités des familles.

Dès que l'homme s'avance devant le conseil, on juge d'un coup d'œil général s'il existe des défectuosités saillantes dans la conformation ou dans la marche, et on complète cet examen d'ensemble en plaçant le sujet debout sur une natte, les talons rapprochés, les bras pendant sur les côtés du corps, les mains *ouverte* et la paume dirigée en avant.

On passe ensuite successivement à l'examen détaillé des différentes parties du corps, en commençant par la tête et en procédant de chaque région de l'extérieur à l'intérieur ; on interroge chaque organe et on s'assure, par tous les moyens d'investigation :

1° S'ils sont sains, bien conformés, et si rien ne porte obstacle à la plénitude des mouvements nécessaires à la profession des armes ;

2° Si aucune partie ne peut souffrir du port des vêtements, de l'équipement et des armes ;

3° Si, par suite de faiblesse organique, de prédispositions morbides ou de maladie déjà existante, la santé et la vie du sujet ne seraient pas directement compromises par les circonstances habituelles de la vie militaire ;

4° Si quelque infirmité ou maladie, sans gêner l'exercice des fonctions, est de nature à être transmise ou à exciter le dégoût, et, par cela même, incompatible avec la vie en commun des soldats.

On peut, dans cet examen, recourir à tous les moyens d'exploration exempts d'inconvénients, tels que stéthoscopes, rubans métriques, instruments optométriques, ophtalmoscopes, otoscopes, spéculums, etc.

L'emploi local des mydriatiques, étant reconnu inoffensif, est autorisé devant les conseils de revision ; mais l'usage des anesthésiques généraux est interdit.

Les difficultés habituelles du diagnostic médical sont souvent augmentées par des tentatives de fraude contre lesquelles la sagacité du médecin doit toujours être en garde.

Les *maladies simulées* sont fréquentes chez les appelés ; ce n'est qu'en se livrant à des investigations approfondies, en usant des méthodes de mensuration précises, en étudiant les antécédents et en comparant les renseignements fournis par l'examiné et par la notoriété publique, que l'on parvient généralement à découvrir l'imposture et à démontrer la simulation.

Les *maladies provoquées* ne sont pas rares non plus chez les appelés ; lorsque certaines infirmités existent, qui, par leur essence et leur gravité, rendent impropre au service militaire, il reste encore à établir si elles n'ont pas été provoquées à dessein, et il faut être très circonspect avant d'exposer, par une accusation de cette nature, à des poursuites judiciaires ou aux sévérités de la loi (art. 69 et 70).

Les *maladies dissimulées* peuvent aussi échapper à un examen rapide, et les maladies internes qui n'ont pas entraîné des désordres généraux sont souvent difficiles à soupçonner. La dissimulation est rare chez les appelés, mais elle est fréquente chez les engagés volontaires, les rengagés et les commissionnés.

Devant le conseil de revision, dont les opérations sont rapides, il n'est pas toujours possible de résoudre, séance tenante, toutes ces questions de diagnostic, et, dans les cas douteux, le médecin peut demander au conseil de suspendre sa décision, soit jusqu'à la fin de la séance, soit jusqu'à une autre séance, pour permettre un examen médical plus approfondi ou pour attendre les documents d'une enquête, si elle est reconnue nécessaire.

Le conseil a aussi la faculté de renvoyer, à la fin et avant la clôture de ses opérations, l'examen des hommes qui sont atteints de maladies aiguës ou d'affections dont la guérison est possible dans un laps de temps restreint ; mais, si le médecin prévoit que le temps nécessaire pour obtenir le rétablissement doit dépasser l'époque de l'incorporation aux termes de la loi, l'ajournement à un an peut être prononcé.

Un même sujet peut offrir à la fois plusieurs maladies ou infirmités, qui, prises isolément, sont compatibles avec les exigences du service militaire, tandis que, réunies, elles peuvent constituer un ensemble assez défectueux pour motiver l'*exemption*, le classement dans les *services auxiliaires* ou la *réforme*.

En principe, l'aptitude au service militaire doit être générale, c'est-à-dire comporter la possibilité de servir dans toutes les armes; sinon l'envoi dans les *services auxiliaires*, l'*exemption* ou la *réforme* s'impose.

Toutes les armes ne nécessitent cependant pas des aptitudes identiques, puisque leurs attributions diffèrent. Dans les unes, certaines aptitudes physiques doivent être prépondérantes; dans les autres, certaines imperfections physiques sont peu gênantes; il appartient à l'autorité militaire de tenir compte de ces détails, afin de répartir dans les corps les hommes conformément à leurs aptitudes et aux besoins des diverses armes.

Les conseils de revision sont généralement disposés à accorder l'*exemption* pour des infirmités visibles ou palpables, quoique souvent légères, et ils se montrent plus rigoureux au sujet d'altérations viscérales dont ne peuvent se rendre compte les personnes étrangères à la médecine; il appartient alors à l'expert de ne pas se borner à une simple déclaration de ses conclusions, mais de faire apprécier par quelques explications les motifs légitimes d'inaptitude au service militaire.

Lorsque le sujet à examiner au point de vue de l'aptitude militaire est incorporé, la tâche devient plus facile, pour le médecin, que devant les conseils de revision, car on n'est plus dans l'obligation de poser, séance tenante, un diagnostic souvent compliqué; on a le temps de s'éclairer par des enquêtes, le sujet peut être étudié à loisir, et, s'il est besoin, il peut être mis en observation dans un hôpital militaire, où aucun moyen d'exploration ne fait défaut.

Les instruments nécessaires pour procéder à l'examen médical des hommes dans les bureaux de recrutement et devant les conseils de revision, sont délivrés gratuitement comme pour les corps de troupe, sur une demande en double expédition adressée par les commandants de recrutement au directeur du service de santé du corps d'armée. Il est produit, en fin d'année, un compte de gestion de ce matériel. (Voir articles 76 et 93 du règlement du service de santé de l'armée.)

## III. MALADIES, INFIRMITÉS OU VICES DE CONFORMATION QUI RENDENT IMPROPRE AU SERVICE MILITAIRE.

Les hommes d'une constitution robuste et irréprochable ne sont pas les plus nombreux, et en n'importe quel pays le recrutement de l'armée serait très difficile si l'aptitude générale au service militaire, même dans l'armée active, n'était par expérience compatible avec certaines maladies, infirmités ou vices de conformation. Ces mêmes affections peuvent, cependant, légitimer l'exemption quand elles atteignent certains degrés, et ceux-ci sont indiqués dans la nomenclature suivante, qui comprend, en outre, les affections absolument incompatibles avec le service militaire.

## AFFECTIONS EN GÉNÉRAL.

### 1. Faiblesse de constitution.

La *faiblesse de constitution*, suivant ses degrés, motive l'*exemption*, l'*ajournement* ou l'envoi dans les *services auxiliaires*.

### 2. Maigreur.

La *maigreur* exagérée, si elle n'est pas due à la misère, est rarement indépendante d'une maladie et motive, ordinairement, l'*exemption ;* elle justifie la *réforme* lorsqu'elle est occasionnée par une maladie chronique ou par une usure prématurée.

### 3. Obésité.

L'*obésité* apportant un obstacle sérieux à la marche, ainsi qu'aux obligations variées de la vie militaire, entraîne, suivant ses degrés, le classement dans les *services auxiliaires*, l'*exemption* et la *réforme*. Cependant, l'*exemption* ne sera pas prononcée s'il n'existe qu'une tendance à l'embonpoint attribuable à la profession, et qui peut disparaître sous l'influence d'une vie active.

### 4. Anémie.

L'*anémie* ne justifie l'*exemption* ou la *réforme* que lorsqu'elle est rebelle et prononcée.

### 5. Cachexies.

Les diverses *cachexies, paludéennes, scorbutiques, saturnines, mercurielles, pellagreuses* profondément accusées, accompagnées de lésions d'organes ou de viscères et dont on ne peut prévoir la guérison à bref délai, nécessitent l'*exemption* et la *réforme*.

### 6. Rhumatisme, goutte et gravelle.

Les *dyscrasies rhumatismales, goutteuses* et les *gravelles* dans les formes les plus accentuées, quand les accès sont fréquents et ont laissé des altérations organiques manifestes, justifient l'*exemption* et la *réforme*.

7. Diabète et albuminurie.

Le *diabète* et l'*albuminurie* persistants motivent l'*exemption* et la *réforme*.

8. Tuberculose.

Les indices de *tuberculose* généralisée ou localisée dans un organe quelconque motivent toujours l'*exemption* et la *réforme* immédiates. Il importe de ne pas attendre les déclarations des malades et d'assurer, par les enquêtes et examens nécessaires, l'exclusion absolue de l'armée des militaires atteints de cette affection.

9. Scrofulose.

Les scrofules caractérisées entraînent l'*exemption*, et, lorsqu'elles sont rebelles, la *réforme*.

Les *stigmates*, les *éruptions*, les *ulcères*, les *suppurations scrofuleuses* peuvent être imités par des caustiques, des vésicants et des rubéfiants. Si la constitution et le tempérament sont bons, si les lésions sont superficielles, sans indurations ganglionnaires, et si elles n'ont pas l'aspect caractéristique, la simulation est à soupçonner.

10. Syphilis.

Les *ulcères phagédéniques* étendus, les *syphilides ulcéreuses* graves, les *nécroses syphilitiques* avec perte de substance et déformation notables ; enfin, les *lésions syphilitiques* du système nerveux et des viscères, sont des *causes d'exemption* ou de classement dans les *services auxiliaires* et peuvent aussi justifier la *réforme*.

11. Morve et farcin.

La *morve* et le *farcin chronique* entraînent nécessairement l'*inaptitude* au service dans l'armée.

12. Eczéma et impétigo chroniques.

L'*eczéma* ou l'*impétigo chroniques*, tenace et sujet à récidive, donnent lieu à l'*exemption*; ils motivent la *réforme*, dans le cas d'incurabilité.

13. Lichen chronique et psoriasis.

Le *lichen chronique* et le *psoriasis*, occupant de grandes surfaces, motivent l'*exemption*, et la *réforme* s'ils sont rebelles au traitement.

14. Pityriasis et ichtyose.

Les mêmes conclusions sont applicables au *pityriasis* et à l'*ichtyose*.

15. Ecthyma, rupia et pemphigus.

Ces affections cutanées ne motivent l'*exemption* et la *réforme* que si elles sont chroniques, rebelles et sous la dépendance d'une mauvaise constitution ou d'une altération profonde de l'organisme.

16. Acné et couperose.

L'*acné chronique* ne peut motiver l'*exemption* ou la *réforme* que si l'affection siège à la face et donne un aspect repoussant.

17. Lupus.

Le *lupus*, sous toutes ses formes, entraine l'inaptitude au service militaire.

18. Sycosis.

Le *sycosis tuberculeux* comporte l'*ajournement* ou l'*exemption*, très rarement la *réforme*.

Le *sycosis* peut être simulé avec de l'huile de croton ou de la pommade stibiée; on découvre la supercherie à l'aide du microscope et en soumettant l'homme à une surveillance assidue.

19. Éléphantiasis.

L'*éléphantiasis* est *incompatible* avec le service militaire.

20. Ulcères.

Les *ulcères* peuvent être provoqués par l'application de substances irritantes ou entretenus volontairement, ou être simplement le résultat de la malpropreté, des frottements de vêtements ou d'un travail professionnel. S'ils dépendent d'un état diathésique ou d'une mauvaise constitution, si leur ancienneté est constatée, s'ils sont causés par des varices ou par des troubles trophiques, ils motivent l'*exemption*; enfin, s'ils sont rebelles à tout traitement, ils déterminent la *réforme*.

21. Cicatrices.

Les *cicatrices* étendues, difformes, sujettes à s'ulcérer, gênant le fonctionnement des organes ou l'exercice des mouvements et le port d'un vêtement militaire, sont des motifs d'*exemption* et souvent de *réforme*.

22. Tumeurs bénignes.

Les *tumeurs bénignes* ne doivent motiver l'*exemption* que si, par leur volume et leur position, elles occasionnent de la gêne ou causent une difformité. Elles ne donnent lieu à la *réforme* qu'autant qu'elles ne peuvent être enlevées ou traitées.

23. Productions cornées.

Les *productions cornées* volumineuses entraînent l'*exemption* si elles sont exposées à des pressions gênantes ou si elles s'opposent au libre mouvement des parties voisines, et la *réforme* si elles ne peuvent être détruites par les moyens chirurgicaux.

24. Tumeurs malignes.

Toutes les *tumeurs malignes* motivent l'*exemption* ou la *réforme*.

25. Varices et fistules lymphatiques.

La *varice* et la *fistule lymphatiques* motivent l'*exemption* et la *réforme*.

26. Adénite.

L'*adénite aiguë* ne constitue un cas d'*ajournement* ou d'*exemption* que lorsqu'elle s'accompagne de décollements et de trajets fistuleux dont la guérison est jugée difficile. L'adénite chronique de nature scrofuleuse ou tuberculeuse, les *hypertrophies* et les *dégénérescences ganglionnaires* volumineuses exigent l'*exemption* et la *réforme* lorsqu'elles ont été réfractaires à tout traitement.

27. Nævi materni et tumeurs érectiles.

Les *nævi materni* et les *tumeurs érectiles* motivent l'*exemption* s'ils siègent à la face, ou si, sur d'autres régions, ils sont étendus ou exposés à des pressions habituelles.

28. Anévrismes.

Les *anévrismes*, qu'elle qu'en soit la variété, sont des causes d'*exemption* et de *réforme*.

29. Névralgies.

Les *névralgies*, à moins d'être persistantes ou récidivées, mettent rarement dans l'impossibilité de faire un *service actif*.

30. Névrômes.

Les *névrômes* douloureux motivent l'*exemption* et la *réforme*.

31. Paralysie.

Les *paralysies* provenant d'une affection des centres nerveux sont graves et souvent incurables; elles entraînent l'*exemption* et la *réforme*. Au contraire, les paralysies de nature syphilitique, rhumatismale, par intoxication saturnine ou par maladie infectieuse ; celles qui sont produites par une lésion traumatique peu considérable, une contusion, une compression prolongée, etc., étant susceptibles de guérison, ne motivent l'*exemption* que si elles entraînent des troubles fonctionnels importants. Il en est de même pour la *réforme*, qui exige que l'incurabilité soit démontrée.

Les *paralysies de la locomotion* peuvent être simulées, notamment les paralysies partielles, qui sont les plus faciles à imiter. La paralysie, lorsqu'elle existe depuis quelque temps, amène dans la partie paralysée des changements qu'on ne peut simuler, et qui sont dus aux troubles trophiques : atrophie des membres, décoloration de la peau, flaccidité des chairs, relâchement des articulations, abaissement de la température. En outre, chaque paralysie a des caractères particuliers qui, échappant le plus souvent au simulateur, mettent sa supercherie à découvert. Dans les cas douteux, on recueillera les renseignements qui seront fournis par les autorités locales. S'il s'agit d'un militaire, on le surveillera attentivement et on le soumettra à l'électrisation ou aux autres moyens capables d'éclairer le diagnostic.

32. Contractures.

Les *contractures musculaires*, symptomatiques d'affections des centres nerveux, nécessitent l'*exemption*. Il en est de même des contractures d'une origine différente quoique moins graves, toutes les fois qu'elles sont anciennes et qu'elles déterminent soit une gêne prononcée des mouvements, soit des positions vicieuses. On doit en excepter les contractions ou roideurs musculaires passagères, produites par le refroidissement ou par une autre cause. La contracture n'entraîne la *réforme* que si elle est incurable.

La contracture du cou, de la colonne vertébrale ou des membres est souvent *feinte :* on est fondé à le soupçonner quand elle est prétendue ancienne et que néanmoins les parties contracturées ne sont pas amaigries.

33. Spasmes.

Les *spasmes fonctionnels*, ou contractions musculaires spasmodiques involontaires et continues, indolentes ou douloureuses, qui se manifestent à l'occasion de certains mouvements ou exercices, comme la crampe des écrivains, etc., sont des causes d'*exemption* et de *réforme*, quand elles entravent des fonctions dont l'intégrité est indispensable pour la vie militaire.

34. Tremblement.

Le *tremblement habituel* dû à une affection des centres nerveux, et particulièrement à l'alcoolisme, aux émanations de plomb et de mercure, à la paralysie agitante et à la sclérose en plaques de la moelle, rend *impropre* au service militaire.

Cette affection est quelquefois *simulée*, mais elle se reconnaît à des caractères spéciaux. Les contractions musculaires qui la constituent se font avec une grande vivacité et en plusieurs temps :

par exemple, le malade qui veut plier le bras ne peut y parvenir en une seule fois, mais par une suite de contractions saccadées produisant le tremblement. Ces phénomènes ne sont jamais assez bien imités pour tromper le médecin qui, en examinant le malade, doit rechercher la cause et la lésion auxquelles cette infirmité peut être attribuée. On a recours à l'enquête, s'il en est besoin.

35. Ruptures et hernies des muscles.

La *rupture* ou la *section* des fibres musculaires ou des tendons, la hernie des muscles, ne justifient l'*exemption* ou la *réforme* qu'autant qu'il en résulte la perte ou la diminution définitive des fonctions d'un organe important.

36. Adhérences et rétractions musculaires.

Les *adhérences* et les *rétractions* musculaires ou tendineuses, apportant un obstacle à l'exécution de mouvements importants, sont presque toujours des causes d'*incapacité* de servir. La *réforme* ne sera accordée que si le traitement était resté inefficace.

37. Atrophie musculaire.

L'*atrophie partielle* des muscles, de causes diverses, motive l'*exemption* ou la *réforme* si elle a pour résultat la perte ou l'affaiblissement de mouvements importants, si elle n'est pas incurable et si elle n'a pas été provoquée.

38. Synovite tendineuse.

L'altération grave des gaines tendineuses motive l'*inaptitude* au service militaire.

39. Arthrite chronique, hydarthrose.

L'*arthrite chronique* et l'*hydarthrose* sont des causes d'*exemption* et de *réforme* lorsqu'il est démontré qu'elles sont anciennes et qu'elles ont été traitées sans succès.

40. Tumeurs blanches.

Les *tumeurs blanches* mettent dans *l'impossibilité absolue* de servir.

41. Corps mobiles.

Les *corps mobiles* des articulations donnent droit à l'*exemption* et à la *réforme ;* mais il est quelquefois difficile d'en constater la présence, surtout s'il n'existe ni épanchement ni engorgement articulaires. Les renseignements fournis peuvent venir en aide au médecin qui, dans les cas douteux, pourra demander de procéder à un nouvel examen, après la tournée du conseil et avant la clôture de ses opérations.

### 42. Ankylose.

L'*ankylose vraie* entraine l'*exemption* et la *réforme*, suivant l'importance de l'articulation qui en est le siège.

L'*ankylose fausse*, résultant d'altérations de la synoviale, des tissus périarticulaires, et, quelquefois, de déformations des extrémités osseuses, entraine l'*exemption* et la *réforme*, suivant l'importance des troubles fonctionnels qui en résultent. A la différence de l'ankylose vraie, elle n'abolit pas tous les mouvements de l'articulation, et, le plus souvent, elle ne fait que les limiter dans une étendue plus ou moins considérable; cette dernière circonstance donne lieu fréquemment à la *simulation* ou à l'*exagération* d'un obstacle au jeu normal de l'article.

Les maladies articulaires et le traitement employé laissent fréquemment des traces qui peuvent éclairer le diagnostic, mais qui peuvent aussi être invoquées par le simulateur comme preuve de l'infirmité qu'il allègue.

Dans l'*ankylose incomplète*, les mouvements de l'articulation, volontaires ou communiqués, ne sont ordinairement pas douloureux; faciles dans une certaine limite, qui est toujours la même, ils sont bornés, soit par une rétraction des muscles ou des ligaments, soit par une déformation des surfaces articulaires, et alors il se produit quelquefois un choc au moment où le mouvement de l'articulation se trouve arrêté.

Lorsque l'infirmité est *simulée*, les sujets accusent une douleur vive, contractent leurs muscles afin de s'opposer aux mouvements dont l'étendue n'a rien de fixe. Pour mettre à découvert la fraude, on détournera l'attention du simulateur en l'interrogeant, et, en même temps, on imprimera des mouvements rapides de flexion et d'extension de manière à fatiguer les muscles, puis, tout à coup, on cherchera à compléter, par une impulsion brusque, le mouvement dont la possibilité est contestée. Un autre moyen qui réussit souvent consiste à faire cesser la contraction simulée soit en soumettant les muscles à une tension continue à l'aide des mains ou d'une bande élastique, soit en faisant exécuter simultanément aux deux membres le même mouvement.

### 43. Déformation, distension, relâchement,

Les *déformations*, *distensions* et *relâchements* articulaires, consécutifs à l'entorse, à la luxation et à d'autres causes, sont des motifs d'*exemption* et de *réforme* s'ils occasionnent une faiblesse notable de l'articulation ou la déviation du membre.

### 44. Abcès.

Les *abcès* froids et les abcès par congestion entrainent généralement l'*exemption* ou la *réforme*.

45. Périostite.

La *périostite* chronique suppurée, l'hyperostose volumineuse avec déformation et les tumeurs du périoste peuvent entraîner l'exemption. Si la constitution est altérée, l'incapacité de servir sera déclarée.

46. Ostéite.

L'*ostéite chronique* non suppurée ou avec suppuration occasionnant une gêne fonctionnelle notable, ou s'accompagnant d'un état débile de la constitution est cause d'*exemption*, à moins qu'elle ne soit superficielle et qu'elle ne doive se terminer par une guérison prompte et complète. Elle entraîne la *réforme* si elle a résisté aux moyens de traitement employés ou si elle entrave l'accomplissement des fonctions de la partie malade ; à plus forte raison si elle se termine par nécrose ou carie.

47. Périostose, exostose.

Les *périostoses* et les *exostoses* ne sont compatibles avec le service militaire qu'autant qu'elles n'apportent pas de gêne dans les parties où elles siègent ; dans le cas contraire, elles justifient l'*exemption*.

48. Tumeurs osseuses.

Les *tumeurs osseuses* diverses peuvent rendre impropre au service militaire.

Les *déformations* des os, leur *courbure* exagérée, leur *raccourcissement* par suite de rachitisme ou de fractures vicieusement consolidées, déterminent également l'*exemption* et la *réforme*.

## AFFECTIONS LOCALISÉES.

---

### Crâne.

49. Teignes.

Nécessitent l'*exemption* et la *réforme* : le *favus* ou *teigne faveuse* (*achorion*) et la *pelade*.

La teigne faveuse est simulée avec de l'acide azotique employé en pommade ou déposé goutte à goutte sur le cuir chevelu. On s'aperçoit de la fraude à l'absence de l'odeur caractéristique du favus, à la forme des croûtes qui ne sont pas en godets, à la présence de petites plaies superficielles entourées d'une auréole enflammée et circonscrite que l'on découvre en enlevant les croûtes. Les individus atteints de favus sont ordinairement chétifs, lymphatiques et affectés d'engorgement des ganglions cervicaux.

L'huile de cade, l'huile de croton, le tartre stibié, des poudres diverses jetées dans les cheveux servent à simuler d'autres affections cutanées.

La *dissimulation* du favus s'opère en faisant tomber les croûtes à l'aide d'un cataplasme. Elle est reconnue à la rougeur de la peau et à l'altération et à la rareté des cheveux au niveau des parties malades.

50. Alopécie et calvitie.

L'*alopécie* reconnue incurable, occupant une grande étendue, lorsque les cheveux seront rares. grêles, courts, rabougris et cassants, motivent l'*exemption* ou la *réforme*.

La *simulation* en est facile à constater; dans l'alopécie réelle, le cuir chevelu est lisse, luisant, et a une teinte blanche ; dans l'alopécie simulée, la peau est mate et parsemée de points bleuâtres correspondant aux ouvertures des bulbes pileux.

En passant les doigts dans les cheveux, on s'apercevra de l'application des pièces postiches destinées à *dissimuler* l'alopécie.

La *calvitie* indépendante de toute éruption cutanée ne motive par la *réforme*.

51. Tumeurs de la tête.

Toute *tumeur volumineuse* de la tête, qu'elle ait sa racine dans l'épaisseur des parties molles ou dans la paroi osseuse, réclame l'*exemption*. Quand les tumeurs sont petites et bénignes, on ne doit s'y arrêter qu'autant qu'elles se montrent dans une région où elles seraient comprimées douloureusement par la coiffure. Les petites tumeurs bénignes peuvent souvent être enlevées par une opération chirurgicale légère et ne motivent pas toujours l'exemption. Les tumeurs de mauvaise nature, quel que soit leur volume, sont toujours un motif d'*exemption* et de *réforme*.

52. Ossification imparfaite.

L'*ossification imparfaite* des os du crâne, reconnaissable à la persistance de la fontanelle fronto-pariétale, et quelquefois à l'écartement, à la mobilité, à la dépressibilité élastique des bords des os, est un motif d'*exemption* et de *réforme*. Il en est de même de l'hyperostose étendue.

53. Cicatrices, lésions étendues.

Les *cicatrices* étendues, inégales, fragiles, qui sillonnent largement la surface du crâne, celles qui proviennent de grandes lésions ou de plaies profondes, de dépressions, d'enfoncement, d'exfoliation ou d'extraction des os, sont des causes d'*exemption* et de *réforme*.

## Centres nerveux.

54. Idiotie, crétinisme, aliénation mentale.

Parmi les maladies des centres nerveux qui sont *incompatibles* avec le service militaire, se rangent l'*idiotie*, le *crétinisme* et l'*aliénation mentale* sous toutes ses formes.

Ces affections offrent de grandes facilités à la *simulation*, contre laquelle le médecin doit être en garde. Lorsqu'on opère devant le conseil de revision, on n'a souvent ni le temps ni les moyens d'asseoir son jugement, et il faut s'en rapporter à l'enquête. Le médecin pourra néanmoins, dans certains cas, arriver à de sérieuses présomptions fondées sur l'habitude extérieure, l'expression de la physionomie et l'interrogation du sujet. Dans les hôpitaux, il est plus facile, avec de la patience et une connaissance exacte de ces affections, de dévoiler la fraude.

55. Paralysie générale progressive.

La *paralysie générale progressive* est incompatible avec le service militaire.

56. Delirium tremens.

Le *delirium tremens*, avec accès fréquents et de grande intensité, entraîne l'*exemption* et la *réforme*.

L'*alcoolisme chronique* justifie les mêmes conclusions.

57. Epilepsie.

L'*épilepsie* est fréquemment *simulée*; ce n'est qu'à l'aide d'une connaissance très exacte des signes qui la caractérisent qu'on parvient à reconnaître la fraude.

La constatation exige une observation minutieuse qui doit faire l'objet d'un rapport spécial. Elle doit être dûment attestée au conseil de revision ou étudiée après l'incorporation.

Les *simulateurs* habiles parviennent à reproduire plus ou moins bien plusieurs des symptômes de l'*épilepsie*; quelques-uns triomphent des épreuves auxquelles on les soumet pour constater l'existence de l'insensibilité, mais ils ne peuvent imiter l'immobilité de la pupille, les mouvements fibrillaires des muscles, les divers changements de coloration de la face, les troubles de la respiration, etc.

Les épileptiques se font parfois des blessures au visage, à la langue et ailleurs, qui laissent des cicatrices qu'on peut utiliser pour le diagnostic. A la suite d'épilepsie ancienne avec accès très répétés, la physionomie prend chez quelques malades une expression particulière de tristesse, de timidité et de stupidité, l'intelligence s'affaiblit et les dents incisives sont usées en avant.

Le conseil de revision n'a généralement pour baser sa décision que les renseignements fournis par la notoriété publique ; mais les médecins des corps et des hôpitaux doivent constater *de visu* la réalité de l'épilepsie avant de proposer pour la *réforme* les sujets qui en sont atteints.

58. Catalepsie, somnambulisme, chorée, tétanie.

La *catalepsie*, le *somnambulisme naturel*, les *mouvements choréiformes* et la *tétanie partielle* nécessitent l'*exemption* lorsque l'affection est dûment constatée par une enquête. Si la dernière maladie persiste à se reproduire par accès fréquents, elle peut motiver la *réforme*.

59. Nostalgie.

La *nostalgie* n'est pas une maladie proprement dite, mais une cause prochaine de maladie qui n'existe que chez l'homme sous les drapeaux. Un congé temporaire suffit le plus souvent pour ramener le courage du jeune soldat ; dans les cas où la nostalgie persiste, amène une altération profonde de l'organisme et menace la vie, elle nécessite la *réforme*.

60. Aphasie.

L'*aphasie* est symptomatique de certaines lésions organiques ou traumatiques du cerveau ; quelquefois congénitale, elle dépend de l'imperfection de l'organe de l'ouïe, comme chez l'idiot et le sourd-muet. Cette affection comporte l'*exemption* et même la *réforme* lorsqu'elle est persistante.

61. Ataxie locomotrice.

L'*ataxie locomotrice* entraîne l'*impossibilité de servir*.

62. Atrophie musculaire progressive.

L'*atrophie musculaire progressive*, localisée à un groupe de muscles, a plus ou moins de tendance à se généraliser et entraîne l'*inaptitude* au service.

64. Sclérose musculaire.

La *sclérose musculaire progressive* ou la *paralysie pseudo-hypertrophique* et les *paralysies infantiles* sont *incompatibles* avec le service militaire.

## Organes de l'audition.

L'examen des organes de l'audition comprend :

1° L'examen du pavillon, du méat et du conduit auditif externe ;

2° La constatation de l'état de l'ouïe, ce qui se fait en adressant au sujet examiné quelques questions à voix basse, afin de ne pas méconnaître une surdité qui ne serait accompagnée d'aucune lésion extérieure, ou une surdité *dissimulée*.

Cet examen doit être complété, s'il y a lieu, par l'application des moyens d'exploration propres à révéler l'état des parties profondes de l'appareil auditif. Les instruments d'otoscopie peuvent être employés séance tenante ; ils permettent, dans un grand nombre de cas, de donner immédiatement une appréciation motivée. Quant aux autres procédés d'exploration : cathétérisme de la trompe d'Eustache, auscultation de la caisse du tympan, etc., ils sont d'une exécution trop délicate et trop incertaine dans une seule application pour être d'une grande utilité devant les conseils de revision ; ils doivent être réservés pour l'examen des hommes admis dans les hôpitaux.

64. Perte du pavillon, atrophie, hypertrophie, tumeurs.

La *perte du pavillon de l'oreille* entraîne généralement l'imperfection de l'ouïe. Alors même qu'elle ne produit pas ce résultat, elle constitue une difformité qui doit être considérée comme un motif d'*exemption*, mais qui n'entraîne pas nécessairement la *réforme*.

L'*atrophie* ou l'*hypertrophie* prononcée du pavillon de l'oreille, son envahissement par des *tumeurs* volumineuses ou de mauvaise nature, par des *ulcères* chroniques, son *adhérence* aux parois du crâne, ses *déformations* ou *malformations* sont des cas d'*exemption*, soit en raison de la diminution de l'ouïe, qui en résulte, soit de l'obstacle qu'ils opposent à la coiffure, soit des dangers d'aggravation qu'ils présentent. Les mêmes motifs doivent faire demander la *réforme* lorsque les affections sont de nature à résister aux opérations chirurgicales qui pourraient être indiquées.

65. Atrésie du conduit auditif.

L'*atrésie*, l'*oblitération complète* et la *déviation* du conduit auditif, avec gêne notable de l'audition, sont susceptibles de motiver l'*exemption* et, dans certains cas, la *réforme*.

66. Polypes.

Les *polypes* rencontrés dans le conduit auditif sont toujours un motif d'*exemption;* nés souvent des parties profondes de l'oreille et perforant la membrane du tympan, ils peuvent être un motif de *réforme*.

### 67. Corps étrangers.

Les *corps étrangers* introduits dans le conduit auditif, soit fortuitement, soit dans un but de simulation, et les *concrétions cérumineuses*, diminuent plus ou moins l'audition. Ils ne motiveraient l'*exemption* qu'autant que l'ablation paraîtrait difficile, ou qu'ils auraient déterminé de graves désordres.

La *simulation* des maladies de l'oreille par l'introduction dans le conduit auditif de substances et de corps divers est facilement reconnue au moyen de l'exploration otoscopique. Ces manœuvres frauduleuses peuvent déterminer une maladie réelle qui, selon qu'elle est légère et curable, n'empêche pas le sujet de servir, ou, selon qu'elle est grave et incurable, entraîne l'*exemption* ou la *réforme*.

### 68. Affections aiguës, chroniques, de l'oreille externe et de l'oreille moyenne.

Les *affections aiguës* de l'oreille peuvent motiver le délai d'examen jusqu'à la fin de la tournée du conseil, en raison de leurs terminaisons variables.

Les *maladies chroniques* avec ou sans écoulement puriforme ou purulent, sont des motifs d'*exemption* et peuvent nécessiter la *réforme*; telles sont: l'*otite externe* suivie de l'*inflammation* de la membrane du tympan, l'*otite moyenne*, qu'elle soit catarrhale, sèche ou purulente, avec ou sans perforation de la membrane du tympan.

Dans ces cas, l'application de l'otoscope révèle l'existence de lésions organiques dans la membrane du tympan et de la caisse.

*L'inspection des fosses nasales, de la bouche et du pharynx*, par la vue seule, suffit ordinairement pour reconnaître les maladies connexes de l'otite moyenne, catarrhale ou purulente, savoir: le coryza chronique, l'hypertrophie des amygdales, la pharyngite granuleuse, muco-purulente, diathésique, etc.; la paralysie diphthérique du voile du palais, les tumeurs diverses comprimant, déplaçant ou obstruant le pavillon de la trompe d'Eustache.

On s'assure de la perméabilité de la trompe en faisant faire au sujet des efforts d'expiration, la bouche et les narines étant fermées, pour chasser l'air dans la caisse. Ce procédé, seul applicable séance tenante devant les conseils de revision, n'est susceptible de donner un résultat positif qu'autant que la membrane du tympan est perforée et que l'air insufflé s'échappe par le conduit auditif, en produisant un bruit appréciable.

69. Inflammation des cellules mastoïdiennes.

L'inflammation aiguë ou chronique des *cellules mastoïdiennes*, primitive ou consécutive, qu'il ne faut pas confondre avec le *phlegmon superficiel*, est grave et nécessite l'*exemption* et la *réforme*.

70. Affections de l'oreille interne.

Les *maladies de l'oreille interne*, échappant à l'exploration directe, ne peuvent être reconnues que par les signes subjectifs et les caractères de la surdité à laquelle elles donnent lieu.

Les signes subjectifs sont : le bourdonnement continu, la sensation de bruits réguliers ou musicaux, une céphalée temporo-occipitale fixe, des étourdissements fréquents, le vertige, quelquefois des vomissements, l'hébétude, la somnolence, la titubation ; enfin, l'impulsion au mouvement de rotation latérale.

71. Surdité.

La *surdité* dépend de l'altération des organes nerveux ou de l'appareil acoustique. La surdité nerveuse se distingue de la surdité provenant de l'altération de la caisse par deux caractères : 1° elle est plus souvent complète et totale ; et, lorsqu'elle est incomplète, elle est surtout partielle, c'est-à-dire qu'elle ne consiste pas dans la diminution de l'acuité auditive générale, mais dans l'abolition de la perception de certains sons, alors que les autres sons peuvent être entendus ; 2° l'oreille perd incomplètement ou complètement la faculté de recevoir les vibrations sonores transmises par les os du crâne. C'est le contraire de ce qui se passe dans les maladies de l'oreille externe et de l'oreille moyenne, qui laissent le nerf auditif indemne, tout en occasionnant une diminution ou une suppression de l'ouïe.

La constatation du degré de sensibilité de l'oreille à la transmission des vibrations par les parois du crâne se fait au moyen d'une montre placée sur le sommet de la tête, sur la région temporo-mastoïdienne ou entre les dents et, mieux encore, à l'aide d'un diapason en vibration appliqué sur les mêmes points que la montre.

A l'état normal, les vibrations du diapason arrivent distinctement avec une égale intensité dans l'une et l'autre oreille libres ou fermées. Quand une seule oreille est fermée, elle ressent plus vivement que l'autre les vibrations de l'instrument.

A l'état pathologique, l'épreuve appliquée aux maladies de l'oreille externe et de l'oreille moyenne donne des résultats identiques. L'oreille affectée ou l'oreille la plus malade ressent plus vivement que l'autre l'impression du diapason. Mais quand l'oreille interne et l'appareil nerveux sont altérés, les vibrations ne sont plus ressenties ou sont affaiblies, et si l'une des oreilles est encore saine ou légèrement atteinte, elle seule perçoit les vibrations, que le conduit auditif soit libre ou fermé.

Les moyens propres à constater l'état de la fonction auditive consistent : 1° à chercher la portée du champ de l'audition pour le langage, en mesurant la distance à laquelle cesse d'être entendue la parole énoncée à voix basse, à voix ordinaire, ou à voix haute : 2° à déterminer le degré d'acuité de l'ouïe pour les bruits faibles et réguliers, en mesurant la distance à laquelle le mouvement d'une montre à cylindre commence à être entendu.

Ces épreuves supposent une entière bonne foi du sujet examiné : elles n'ont plus qu'une valeur relative dès que la véracité de l'intéressé peut être mise en suspicion par le défaut de rapport entre ses réponses et l'état constaté de l'oreille. A l'état normal, la portée de l'ouïe, dans un milieu paisible, s'étend en moyenne à 25 mètres pour l'audition de la parole sur le ton ordinaire, et à 1m,20 ou 1m,25 pour l'audition du bruit d'une montre.

En prenant pour base la distance moyenne à laquelle s'exécute le commandement du chef de file dans les différentes armes, on peut déclarer *impropre* au service tout homme qui n'entend pas distinctement la parole sur le ton ordinaire d'un interlocuteur placé en arrière au moins jusqu'à 4 mètres et la voix haute jusqu'à 12 mètres.

La *simulation* de la surdité sans maladie apparente de l'oreille est facile ; la simulation de la surdité complète est plus rare que l'exagération de la dureté de l'ouïe, dont le point de départ peut être plus ou moins appréciable. Le véritable sourd, dont l'intelligence n'est pas amoindrie, offre ordinairement dans les traits, dans l'expression du visage et des yeux, une sorte d'attention interrogatrice et cherche à saisir, par le mouvement des lèvres de l'interlocuteur, le sens des paroles qui lui sont adressées. Le faux sourd, au contraire, se détourne, baisse les yeux, évite les regards de l'explorateur, prend un air hébété, feint de ne pas comprendre qu'on s'adresse à lui, et prétend le plus souvent n'entendre absolument rien, si haut et de si près qu'on lui parle.

Aux renseignements sur l'état social et la profession du sujet, on joindra, pour déjouer la fraude, les moyens de surprise que peuvent suggérer l'expérience et l'habileté.

En résumé, les sourds ou ceux qui se prétendent tels peuvent être classés en trois catégories : 1° ceux qui sont atteints d'une maladie de l'oreille curable, qui n'est pas de nature à occasionner une gêne de l'audition telle que celle qu'ils accusent. Ils devront être déclarés propres au service : 2° ceux qui sont atteints d'une maladie de l'oreille susceptible d'entraver l'audition à un point qu'il est difficile et quelquefois impossible d'apprécier séance tenante. Ils doivent être renvoyés à un nouvel examen après la séance du conseil de revision ou à la fin de sa tournée et avant la clôture de ses opérations ; 3° ceux chez lesquels l'examen ne révèle aucune lésion. Dans cette troisième catégorie, les uns prétendent n'entendre que la voix haute et avouent cependant percevoir les vibrations du diapason comme à l'état normal ; les autres, contrairement aux conditions physiologiques de l'expérience, disent ne recevoir les vibrations que dans l'oreille laissée ouverte lorsqu'on ferme alternativement l'une et l'autre oreille ; d'autres enfin prétendent ne pas ressentir les vibrations du diapason, tandis qu'ils répondent aux questions qui leur sont faites à haute voix. Les hommes rentrant dans la 3e catégorie sont suspects de simulations et doivent être gardés en observation.

Tout doute doit être levé pour ceux qui n'entendent absolument rien, ni les bruits extérieurs, ni la voix, ni les vibrations du diapason, lorsqu'ils produisent un certificat de notoriété et d'enquête, attestant la réalité de leur état. La surdité reconnue motive l'*exemption* et la *réforme*.

72. Surdi-mutité.

La *surdi-mutité* de notoriété publique confère nécessairement l'*exemption*.

## Face.

73. Aspect général.

La *laideur extrême*, résultant, soit d'une vicieuse conformation des traits ou d'un défaut de proportion entre eux, soit de l'atrophie d'une partie de la face, soit, enfin, d'un manque de symétrie entre les deux côtés du visage, peut motiver l'*exemption*.

74. Difformités du front.

La *protubérance*, la *difformité*, les *exostoses* du front ne permettant pas l'usage des coiffures militaires, exigent l'*exemption*.

75. Mutilations.

Les *mutilations* de la face consécutives à des fractures ou à des opérations chirurgicales, suivant leur étendue, la gène qu'elles apportent aux fonctions et l'aspect qu'elles donnent à la physionomie peuvent entrainer l'*exemption* et la *réforme*.

76. Tumeurs diverses.

Les *kystes* de diverses natures, les *tumeurs érectiles*, les *exostoses*, quand ces affections sont considérables, entrainent l'*exemption*. Mais elles ne motiveraient la réforme qu'autant qu'elles ne sont pas susceptibles de guérison par des procédés thérapeutiques appropriés.

77. Ulcères.

Les *ulcères* siégeant à la face entraînent l'*exemption* s'ils sont d'une nature grave ; ils n'exigent la *réforme* qu'après avoir résisté à un traitement convenable.

78. Fistules.

Les *fistules* autres que les fistules dentaires nécessitent toujours l'*exemption*.

79. Névralgies.

La *prosopalgie faciale*, ou tic douloureux de la face, doit entraîner l'*exemption ;* elle motivera la *réforme* après un traitement infructueux.

80. Paralysies.

Les *paralysies partielles* et *récentes* de la face, pouvant tenir à des causes essentiellement passagères, ne motivent pas l'*exemption*.

L'*hémiplégie faciale* ancienne ou symptomatique d'une affection cérébrale entraîne l'*exemption* et la *réforme*.

81. Maladies des sinus de la face.

Les maladies graves des *sinus frontaux* et des *sinus maxillaires* ayant amené leur déformation, leur oblitération ou leur perforation, à la suite de plaies, de fistules, d'ulcères, de fractures avec enfoncement, de corps étrangers, de polypes, de phlogose et de suppurations chroniques, d'exostoses, de carie, de nécrose avec ulcération fistuleuse, entraînent l'*exemption* et la *réforme*.

82. Difformités des os maxillaires.

Les *difformités des os maxillaires* sont incompatibles avec le service militaire.

83. Mutilations, lésions pathologiques.

Les *fractures non* ou *mal consolidées*, les *pertes de substance* des os maxillaires, suites de coups de feu ou d'une opération chirurgicale, sont *incompatibles* avec le service militaire.

Les *ostéites*, les *exostoses*, les *caries*, les *nécroses*, particulièrement la *nécrose phosphorée*, les *kystes* osseux, doivent presque toujours entraîner l'*exemption* et la *réforme*.

84. Lésions diverses.

Les lésions graves de l'*articulation temporo-maxillaire* rendent *inapte* au service ; telles sont la *luxation mal réduite*, la *luxation survenant avec une grande facilité* et même *volontaire*, état qui s'observe chez quelques sujets; la *constriction* ou le resserrement des mâchoires, qui peut être congénitale, accidentelle ou symptomatique, l'*ankylose*, d'ailleurs très-rare, motivent l'exemption.

Pour s'assurer de la réalité de cet état, il faut plonger le doigt indicateur dans chacune des dépressions limitées par l'apophyse mastoïde et la branche montante du maxillaire inférieur, et comprimer fortement les branches du nerf facial à leur point d'émergence; la douleur met fin rapidement à la constriction quand elle est *simulée*.

## Organes de la vision.

### 85. Acuité visuelle et champ visuel.

Tout vice ou toute lésion des organes de la vision qui réduit l'*acuité visuelle à distance* au-dessous de 1/2 pour l'un des yeux et de 1/10 pour l'autre œil, ou qui rétrécit le champ visuel binoculaire du côté des tempes de plus de la moitié, entraine l'*exemption*, à moins que ce vice ou cette lésion ne puisse être corrigé par des verres. La *réforme* sera prononcée dans les mêmes conditions si la diminution de l'*acuité* et du *champ visuel* est due à une maladie incurable.

### 86. Myopie.

La *myopie* entraine l'*exemption* et la *réforme*: 1° quand elle est supérieure à 4 dioptries; 2° quand l'*acuité visuelle* n'est pas ramenée, par des verres correcteurs, au moins à 1/2 pour un œil et 1/10 pour l'autre; 3° quand les altérations de la *choroïde* sont assez étendues et assez profondes pour indiquer une *myopie progressive*; 4° enfin quand il existe une *asthénopie musculaire* prononcée ou un *strabisme* divergent accompagnés d'une diminution de l'acuité visuelle dans les limites précitées.

### 87. Hypermétropie, astygmatisme et anisométropie.

L'*hypermétropie*, l'*astygmatisme* et l'*anisométropie* entrainent l'*exemption* et la *réforme* lorsqu'elles déterminent un abaissement de l'*acuité visuelle à distance* au dessous des limites fixées pour chacun des yeux. La kératoscopie permet d'apprécier rapidement ces états amétropiques et dirige les vérifications optométriques.

### 88. Amblyopie.

Il existe un certain nombre de cas dans lesquels la diminution de l'acuité visuelle ne répond à aucune altération appréciable de l'œil. Si la pupille est moyennement dilatée, peu sensible aux projections lumineuses directes, et au contraire sensible aux excitations de la rétine de l'autre œil; s'il y a une déviation en dehors de l'œil affaibli, si l'examen fait constater un léger degré d'hypermétropie, les allégations du sujet peuvent être regardées comme vraisemblables.

La *simulation* de l'amblyopie unilatérale est fréquente ; les procédés qui permettent de la déjouer sont de deux ordres. Les premiers font constater l'exagération et la mauvaise foi du sujet, mais sans préciser le degré d'acuité visuelle que possède en réalité l'œil prétendu affaibli ; les seconds au contraire permettent de déterminer exactement l'état de la vision de l'œil dit amblyope et de prendre immédiatement une décision formelle.

Aux procédés de la première catégorie appartiennent :

1° La production de la diplopie par interposition d'un prisme devant l'œil sain ;
2° Le procédé de Grœfe :
3° Le procédé de Flees et ses dérivés.

A la deuxième catégorie appartiennent :

1° Le procédé de Chauvel, dont la boite est garnie de verres translucides, portant les caractères du n° 1 au n° 10 de l'échelle typographique de Perrin, à l'aide desquels on peut obtenir la mesure de l'acuité visuelle de l'œil prétendu affaibli en même temps que la preuve de simulation. Deux diaphragmes dont cet appareil est muni permettent en outre de donner à volonté des images directes et des images croisées ;

2° Le procédé de Javal-Cuignet, qui consiste à interposer, sur le trajet des rayons lumineux allant des yeux à l'objet mis en vue, un corps opaque, tel que crayon, porte-plume, règle, doigt, de façon à cacher une partie de l'objet. Si l'on veut obtenir exactement le degré de l'acuité visuelle, il faut encore substituer à l'objet des points ou des caractères typographiques de grandeur déterminée en rapport avec la distance d'observation ;

3° Le procédé de Stilling, dans lequel on place le sujet à la distance de 5 mètres devant un carton portant une échelle typographique de couleur rouge ou verte sur fond noir ; on fait alors lire, les deux yeux largements ouverts, de façon à déterminer l'acuité. On interpose ensuite devant l'œil sain une lame de verre d'une couleur complémentaire de celle du tableau typographique et on fait lire de nouveau, les deux yeux bien ouverts, comme précédemment ; la vision de l'œil sain se trouvant ainsi annihilée, celle de l'œil prétendu affaibli subsiste seule et l'épreuve donne immédiatement la mesure de son acuité visuelle ;

4° Le procédé de Michaud, lequel repose encore sur ce principe que des traits au crayon rouge sur papier blanc cessent d'être visibles à travers une lame de verre rouge. Un mot étant tracé en noir avec des caractères typographiques d'un numéro déterminé, on transforme ces lettres au crayon rouge en leur ajoutant certains jambages de manière à faire, par exemple une F d'un I, un E d'une L ou un O d'un C et à obtenir un mot d'une signification différente; si on place le verre rouge devant l'œil sain, les traits noirs resteront visibles, mais les traits rouges ne seront plus visibles que pour l'œil supposé affaibli, et si l'on invite le sujet à lire rapidement les deux yeux largements ouverts, on aura facilement la preuve de la simulation et en même temps une mesure de l'acuité visuelle;

5° Une épreuve consistant à faire lire par l'examiné des échelles typographiques ordinaires, après avoir placé un verre de vitre devant l'œil prétendu affaibli et un verre concave de quatre dioptries devant l'œil sain; ce dernier est de la sorte annulé pour la vision à distance et il devient facile de prendre la mesure de l'acuité de l'autre œil, tout en faisant la preuve de la simulation.

89 — Affections des paupières.

Entraînent l'*exemption :*

La *destruction*,
La *division étendue*.
Les *cicatrices vicieuses*,
L'*ankyloblépharon* et le *symblépharon* étendus et gênants,
L'*entropion* et l'*ectropion* prononcés,
Les *tumeurs volumineuses* ou de mauvaise nature,
La *blépharite ciliaire* ancienne et déformante,
Le *trichiasis* avec *pannus* de la cornée,
Le *ptosis* congénital ou paralytique,
Le *blépharospasme* invétéré.

La *réforme* ne sera prononcée pour ces affections que si elles ont résisté à un traitement rationnel.

La *blépharite* peut être *provoquée* par des cautérisations répétées; l'acuité des phénomènes, la limitation des lésions, leur aspect spécial attireront l'attention. Plus simple encore est le diagnostic du *blépharospasme provoqué* par l'introduction d'un corps étranger sous les paupières, par une éraflure de la cornée. Si le blépharospasme accompagne un tic prononcé de la face, il y a lieu de recourir à une enquête sur l'état antérieur du sujet.

90. Affections des voies lacrymales.

Rendent impropre au service :

Les *tumeurs* de la glande lacrymale,
L'*épiphora* chronique et prononcé,
La *dacryocystite* chronique et suppurée,
La *fistule lacrymale*.

L'incurabilité dans les mêmes affections entraîne seule la *réforme*.

91. Affections de la conjonctive.

Les *conjonctivites chroniques*, en particulier la *conjonctivite granuleuse* ;

Le *ptérygion* atteignant le centre de la cornée ;

Les *tumeurs* volumineuses ou malignes de la conjonctive et de la caroncule lacrymale entraînent l'*exemption*, et peuvent, si elles sont rebelles au traitement, nécessiter la *réforme*.

92. Affections de la cornée.

Les *kératites* anciennes, spécialement les *kératites vasculaires, panniformes* étendues ;

Les *abcès* et les *ulcérations* profondes des cornées ;

Les *staphylômes* transparent et opaque ;

Les *taies ou opacités* invétérées qui déterminent une diminution de l'acuité visuelle à distance ou du champ visuel binoculaire dépassant les limites fixées, nécessitent l'*exemption* et la *réforme* si elles sont incurables.

93. Affections de la sclérotique et de l'iris.

Entraînent l'*exemption* :

Le *staphylôme* antérieur de la sclérotique,

La *sclérite* et l'*épisclérite* anciennes,

Les *vices de conformation de l'iris* qui diminuent l'acuité visuelle au-dessous des limites fixées.

Les *synéchies* antérieures ou postérieures avec atrésie ou occlusion de la pupille,

La *mydriase paralytique*,

L'*iritis chronique*,

Les *tumeurs de l'iris* de nature maligne ou envahissante.

La *réforme* ne sera prononcée qu'en cas d'incurabilité.

La *mydriase* peut être aisément provoquée, et la paralysie artificielle ne se distingue pas facilement d'une paralysie morbide. Le degré de dilatation plus considérable de la pupille, son insensibilité absolue à la lumière, ne constituent pas des signes suffisants pour admettre une simulation. En l'absence de données étiologiques acceptables, il y a lieu de prononcer l'admission dans l'armée, un examen sérieux et prolongé dans un hôpital étant nécessaire pour déjouer la supercherie.

94. Affections du cristallin.

Les *déplacements*, l'*opacité du cristallin* et de sa *capsule*, l'*absence de la lentille*, si elles réduisent l'acuité au dessous des limites fixées, entrainent l'*exemption* et la *réforme*.

95. Affections du corps vitré.

Les *opacités du corps vitré* sont dans le même cas.

96. Affections de la choroïde.

Le *coloboma* étendu,
L'*absence de pigment* (albinisme),
Les *tumeurs de la choroïde* à marche progressive,
Les *choroïdites*,
Le *glaucome*, entrainent l'*exemption* et nécessitent la *réforme* après un traitement infructueux.

97. Affections de la rétine et du nerf optique.

Les diverses variétés de la *rétinite*,
Le *décollement de la rétine*,
La *neurorétinite* et la *névrite optique*,
L'*atrophie des nerfs optiques*, quel qu'en soit le dégré, nécessite l'*exemption* et la *réforme* quand elle est reconnue incurable.

98. Affections du globe oculaire.

Entrainent l'*exemption* et la *réforme* :

La *perte* ou la *désorganisation* de l'œil ou des deux yeux,
Les *tumeurs intra-oculaires*.
L'*exophtalmie*.

99. Affections des muscles de l'œil.

Le *strabisme fonctionnel*, lorsqu'il détermine un abaissement de l'acuité visuelle ou du champ visuel binoculaire du côté des tempes au-dessous des limites admises, et la *paralysie* de l'un ou de plusieurs muscles de l'œil, nécessitent l'*exemption*. La *réforme* ne sera prononcée qu'après l'échec d'un traitement rationnel.

Le *nystagmus* entraine les mêmes conclusions dans les mêmes conditions.

100. Affections de l'orbite.

Les *tumeurs progressives* ou *malignes* de la cavité orbitaire, les *ostéites* chroniques, avec déformations prononcées, adhérences étendues et gênantes, nécessitent l'*exemption* et la *réforme* si elles sont incurables.

## Nez.

### 101. Difformité.

La *difformité* du nez portée au point de gêner manifestement la respiration et la parole, ou seulement l'une de ces fonctions, est un cas d'*exemption* et de *réforme* : la racine trop enfoncée, les ailes trop rapprochées et comme pressées contre la cloison, ou au contraire un volume excessif, sont les conditions de cette difformité.

### 102. Polypes.

Les *polypes* des cavités nasales doivent faire *exempter ;* ils ne doivent faire l'objet d'une demande de *réforme* qu'autant qu'ils ont résisté aux moyens de traitement appropriés.

Les polypes ont été *simulés* avec des testicules de poulets ou des reins de jeunes lapins. La conformation normale du nez, le bon état de la membrane interne des fosses nasales, l'insensibilité des tumeurs, mettraient sur la voie de la ruse, qu'il serait facile de constater par l'extraction du corps étranger, ou par son expulsion provoquée à l'aide de l'éternuement.

### 103. Ozène.

La *punaisie* ou *ozène* entraine l'*exemption*, voire même la *réforme* si elle n'est pas curable.

On *simule* cette puanteur en introduisant dans les cavités nasales des éponges imprégnées de matières putrides, des morceaux de fromage décomposé, etc.

## Bouche.

Sont incompatibles avec le service militaire :

### 104. Bec-de-lièvre.

Le *bec-de-lièvre* congénital ou accidentel, à moins qu'il ne soit peu étendu et qu'il n'altère pas sensiblement la physionomie.

### 105. Cicatrices.

Les *difformités* résultant de *cicatrices vicieuses* ou d'*adhérences*, qui rétrécissent d'une manière notable l'orifice buccal ou gênent les mouvements des lèvres.

106. Hypertrophie.

L'*hypertrophie de la lèvre supérieure*, par suite d'engorgement chronique du tissu cellulaire et des glandes, qui s'observe chez les sujets scrofuleux, lorsqu'elle constitue une difformité notable et et une gène pour la prononciation. Elle se distingue facilement de la tuméfaction qui provient d'une inflammation passagère, pour laquelle il n'y a pas lieu de prononcer l'exemption, et de l'inflammation qui est quelquefois provoquée ; elle diffère également du développement trop considérable de la muqueuse, qui forme un bourrelet volumineux et repousse la lèvre en dehors, difformité rarement assez grande pour exiger l'*exemption*.

107. Tumeurs.

Les *tumeurs érectiles* et les *tumeurs épithéliales*, fréquentes dans cette région.

De ces diverses lésions ou difformités, celles qui peuvent être modifiées ou guéries par une opération ou par un traitement approprié ne donnent lieu à la *réforme* qu'après tentatives de guérison.

108. Paralysie de l'orbiculaire.

La *paralysie de l'orbiculaire* des lèvres est presque toujours concomitante de la paralysie faciale et concourt à la déformation de la face, en même temps qu'elle apporte de la gène dans la prononciation et dans la préhension des aliments. Elle doit donc être prise en considération pour l'*exemption* de service, si elle est ancienne et ne parait pas susceptible de guérison.

Il est une autre paralysie labiale qui se lie à la paralysie musculaire progressive de la langue et du voile du palais; cette affection beaucoup plus grave, à terminaison funeste, entraine l'*exemption* et la *réforme*.

109. Stomatite.

La ***stomatite ulcéreuse***, la ***stomatite gangréneuse*** et la ***stomatite chronique*** avec décollement, gonflement et état fongueux des gencives, motivent l'*exemption*, lorsqu'elles résultent d'un état scorbutique ou d'une altération profonde de l'organisme, ou si, les dents étant déchaussées et les gencives atrophiées ou détruites par l'ulcération, la guérison doit être longue à obtenir. Dans ces conditions, la *réforme* devient quelquefois nécessaire.

Les *simulateurs* produisent assez aisément le gonflement et l'ulcération des gencives et de la muqueuse buccale, mais ils imitent plus difficilement l'état fongueux, qui se distingue à une grande mollesse des tissus, à leur teinte bleuâtre ou violacée et à leur tendance à saigner au moindre attouchement. Les ulcérations consécutives à l'usage des mercuriaux ne sont pas des causes d'exemption et se reconnaissent à la salivation abondante, à l'odeur et à l'acuité des symptômes qui les accompagnent.

110. Epulis.

L'*épulis* motive l'*exemption*, si elle envahit de grandes surfaces; susceptible de guérison à l'aide de moyens chirurgicaux, elle exige rarement la *réforme*.

111. Dents mauvaises.

Une bonne denture est la première condition d'une bonne alimentation; par contre, un *mauvais état des dents* est incompatible avec le service militaire. L'*exemption* peut être prononcée toutes les fois que la mastication est difficile et incomplète, par suite de la perte ou de l'altération d'un grand nombre de dents, surtout si ce mauvais état des dents s'accompagne de ramollissement, d'ulcération et d'état fongueux des gencives, ou si la constitution du sujet est faible et détériorée. La *réforme* sera prononcée dans les mêmes conditions.

L'*absence de dents* peut être le résultat d'une manœuvre coupable; on ne peut cependant l'affirmer, lors même que les dents restantes sont saines et que la constitution est bonne. Toutefois, il est permis en pareil cas de se montrer plus rigoureux pour prononcer l'*exemption*.

112. Dents surnuméraires.

Les *dents surnuméraires* ou déviées ne peuvent que très rarement entrainer l'*exemption*.

113. Fistules dentaires.

Les *fistules dentaires* qui s'ouvrent à la face sont généralement guéries par l'avulsion de la dent malade, et ne constituent pas une cause d'*inaptitude* au service militaire.

114. Fétidité de l'haleine.

La *fétidité de l'haleine*, qu'elle dépende du mauvais état des dents ou d'une autre cause, doit déterminer l'*exemption*, lorsqu'elle est tellement prononcée qu'elle peut être insupportable pour les autres personnes. Il faut auparavant s'assurer si elle ne tient pas à la malpropreté de la bouche ou à une supercherie.

## Langue.

### 115. Difformités de la langue.

Les *difformités* de la langue : sa *perte partielle*, son *atrophie*, sa *division congénitale* ou *accidentelle*, ses *adhérences anormales*, lorsqu'elles sont assez étendues pour gêner la phonation et la déglutition, sont autant de causes d'*exemption*. Elles motivent également la *réforme*, lorsqu'elles sont au-dessus des ressources de la chirurgie.

Le *gonflement* de la langue, suite d'inflammation, est généralement passager. L'*exemption* ne s'applique qu'à son *hypertrophie* qui, ordinairement, se complique de la *procidence* de cet organe.

Des *engorgements partiels* peuvent être entretenus par le frottement de dents cariées, qu'il suffit d'enlever pour obtenir la guérison.

La *paralysie* de la langue, qui a pour effet d'entraver la mastication, la déglutition et la parole, nécessite l'*exemption*.

### 116. Tumeurs.

Les *tumeurs cancéreuses* et les *ulcères de mauvaise nature* sont des motifs d'*exemption* et de *réforme*.

### 117. Bégaiement.

Le *bégaiement*, quand il est assez prononcé pour empêcher de crier *qui vive* ou de transmettre intelligiblement une consigne, est *incompatible* avec le service militaire.

Cette infirmité, souvent *simulée* ou *exagérée*, doit toujours être confirmée par une enquête publique. L'examen auquel on soumet les sujets qui s'en disent atteints ne conduit généralement qu'à des probabilités, et ne permet pas d'affirmer que le bégaiement soit vrai ou simulé.

Dans le bégaiement, l'hésitation porte principalement sur les consonnes K, T, G, L, mais cette particularité n'est pas constante et peut être imitée avec de l'exercice. Il en est de même de l'agitation convulsive des muscles vocaux qui se propage à la face, mais le simulateur l'exagère, tandis que le véritable bègue s'efforce, au contraire, de la maîtriser. Pour découvrir la fraude, il faut observer l'individu pendant plusieurs jours, le faire surveiller à son insu par des personnes qui le font parler. On le soumet à différentes épreuves, à la lecture ou à la récitation d'après une des méthodes employées pour la guérison du bégaiement, on le fait chanter et on juge s'il est sincère à ses efforts pour corriger le vice de sa prononciation.

118. Mutisme.

Le *mutisme*, qu'il soit congénital ou acquis, *exclut* du service militaire.

Cette infirmité, comme la précédente, est souvent invoquée par des *simulateurs*. On examinera si elle n'est pas la conséquence d'une lésion de la langue (paralysie, atrophie, hypertrophie, adhérences), d'une chute ancienne ou d'un coup reçu jadis sur la tête, d'une affection cérébrale. C'est à tort qu'on nierait la mutité parce que la langue aurait conservé toute sa mobilité. Il convient encore ici de faire appel à l'enquête.

## Glandes salivaires.

119. Grenouillette.

La *grenouillette*, lorsqu'elle a acquis un certain développement, rend *impropre* au service.

120. Tumeurs des glandes salivaires.

Les *engorgements chroniques* des glandes salivaires (parotides, sous-maxillaires et sublinguales) augmentées notablement de volume, leur envahissement par le cancer, rendent *impropre* au service militaire.

121. Fistules salivaires.

Les *fistules salivaires* qui ont leur siège à la face motivent l'*exemption*, mais non la *réforme*, à moins d'incurabilité.

122. Hypertrophie des amygdales.

L'*hypertrophie des amygdales* n'est une cause d'*exemption* que dans le cas où elle est assez considérable pour gêner la respiration et la déglutition. Elle n'entraine pas la *réforme*, l'excision des amygdales étant une opération généralement simple.

## Palais.

123. Vices de conformation.

Les *vices de conformation* de la voûte palatine et du voile du palais : *divisions* et *pertes de substance*, qui altèrent la voix et nuisent à la déglutition, motivent l'*exemption* et la *réforme*. Ils peuvent être *dissimulés* par des pièces prothétiques, dont la présence est facile à reconnaitre.

124. Adhérences pharyngiennes.

Les *adhérences pharyngiennes* du voile du palais, offrant les mêmes inconvénients, donnent lieu aux mêmes décisions.

125. Paralysie du voile du palais.

La *paralysie du voile du palais*, qui suit la diphthérie, guérit en général promptement et n'est pas un obstacle au service militaire; mais si elle dépend d'une autre cause et qu'elle nuise à la phonation et à la déglutition, elle entraine l'*exemption*.

126. Tumeurs.

Les *tumeurs* de la voûte palatine et du voile du palais, quelle que soit leur nature, déterminent l'*exemption*, et même la *réforme* quand elles ne peuvent disparaitre sans opération sérieuse.

127. Hypertrophie de la luette.

L'*hypertrophie simple de la luette* n'est pas une cause d'*exemption*. Il n'en est pas de même des *tumeurs* et *ulcérations* de nature cancéreuse ou diathésique.

## Cou.

128. Vices de conformation.

Les *vices de conformation* du cou de nature à gêner notablement ses fonctions et les organes importants qu'il renferme, les lésions ou difformités de cette région sont *incompatibles* avec le service militaire.

C'est ainsi que le *développement exagéré* du cou, par rapport à celui du thorax et de la tête, peut être exceptionnellement une cause d'*exemption*.

129. Plaies.

Les *traumastismes* de cette région, suivant leur gravité et les infirmités qui peuvent en être la conséquence, motivent aussi l'*exemption*.

130. Abcès, cicatrices.

Les *engorgements*, les *abcès ganglionnaires*, les *ulcérations* et les *cicatrices difformes* qui sont des manifestations de la scrofule et de la tuberculose motivent l'*exemption*, lorsque l'étendue et la fragilité des cicatrices sont considérables.

131. Adénites.

Les *adénites cervicales chroniques* entrainent également l'*exemp-*

*tion* si les tumeurs sont multiples ou volumineuses. Il n'en est pas de même de l'*adénite aiguë* et des *adénopathies* de *nature syphilitique*, dont la guérison est moins difficile. La *réforme* ne doit être prononcée que si ces affections sont rebelles aux agents thérapeutiques.

132. Tumeurs de la parotide.

Les *engorgements chroniques* de la glande parotide, les *enchondromes* et autres *tumeurs*, dont la région parotidienne peut être le siége, rendent *impropre* au service et nécessitent la *réforme* lorsqu'ils sont incurables.

133. Goitre, kystes du corps thyroïde.

Les tumeurs désignées sous le nom générique de *goitre: l'hypertrophie*, les *kystes de la glande thyroïde*, le *développement* même peu considérable du lobe médian, quand il atteint la fourchette sternale et se prolonge au-dessous d'elle, déterminent *l'inaptitude* à la profession des armes. Cependant, dans les pays où le goitre est endémique, cette affection, lorsqu'elle est récente, peu développée, sans induration, sans complication de kystes, étant susceptible de guérison par le fait seul du changement de climat et d'habitudes qu'amène la vie militaire, ne saurait être une cause suffisante d'*exemption*, surtout du service auxiliaire. Quant à la *réforme*, elle ne doit être prononcée que si l'engorgement glandulaire résiste à une médication prolongée.

134. Tumeurs diverses.

Le *goître* exophtalmique rend impropre à tout service militaire. Les *kystes*, les *lipomes*, les *anévrismes* motivent l'exemption, soit par leur nature, soit par la gêne qu'ils apportent dans les fonctions ; ils déterminent la *réforme* dans les cas où la chirurgie ne peut intervenir.

135. Torticolis.

Le *torticolis* provenant de contractions permanentes, de rétractions des muscles du cou, de paralysies musculaires, de cicatrices, d'engorgements ganglionnaires ou de lésions de la colonne vertébrale, rend *inapte* au service militaire, et entraine la *réforme*, lorsqu'on juge le mal au-dessus des ressources de l'art.

Le torticolis est quelquefois *simulé* devant les conseils de revision, mais on parvient facilement à déjouer la fraude, en se rappelant les caractères propres à chaque variété de cette affection.

## Larynx.

Les maladies du larynx sont souvent difficiles à diagnostiquer, et il est nécessaire que le médecin fasse usage du laryngoscope lorsqu'il doute de la nature, de la gravité ou de l'existence de la maladie, l'*aphonie* étant fréquemment *simulée*. L'examen avec le laryngoscope n'est pas sans offrir certaines difficultés : on a à lutter, tantôt contre l'appréhension ou le mauvais vouloir du sujet, tantôt contre l'intolérance du pharynx, etc. Cette opération devra donc être remise à la fin de la séance ou des opérations du conseil de revision. L'examen laryngoscopique ne doit pas dispenser le médecin, lorsqu'un homme se présente avec des altérations de la voix, de rechercher s'il n'y a pas à l'extérieur, dans le voisinage du larynx, des tumeurs, des cicatrices susceptibles de modifier les conditions physiques de l'organe vocal ou d'intéresser les nerfs laryngés.

136. Plaies, fractures.

Les *lésions traumatiques : plaies* ou *fractures* récentes du larynx, sont le plus souvent graves et entraînent l'*exemption*. Elles justifient la *réforme* si elles sont suivies d'altération de la voix et de gêne de la respiration.

137. Laryngites.

La *laryngite chronique*, caractérisée par un épaississement de la muqueuse ou par des ulcérations, ou qui s'accompagne de déformations de l'épiglotte ou des cordes vocales, et la laryngite liée à la *tuberculisation* sont *incompatibles* avec le service militaire.

La *laryngite syphilitique* et les autres affections laryngées de même nature ne déterminent l'*exemption* que si les altérations du larynx sont assez graves pour exiger un traitement prolongé, ou si elles doivent porter atteinte à la phonation : telles sont les *ulcérations* des cordes vocales, les *rétractions cicatricielles* qui en sont la conséquence.

Dans tous ces cas, la *réforme* n'est prononcée que si l'affection est reconnue incurable.

138. Déformation, destruction de l'épiglotte.

La *déformation* ou la *destruction de l'épiglotte* par suite d'inflammation chronique, d'ulcérations ou de lésions traumatiques, motivent l'*exemption* et la *réforme*, s'il en résulte une gêne dans la déglutition ou la phonation.

139. Rétrécissement, déformation du larynx.

Le *rétrécissement* et toute *déformation* du larynx qui entrave les fonctions de cet organe sont, comme les affections précédentes, des causes d'*exemption* et de *réforme*.

140. Polypes.

Les *polypes* du larynx, qui altèrent la voix et donnent lieu souvent à des troubles sérieux de la respiration, sont *incompatibles* avec la vie militaire.

141. Nécrose.

La *nécrose* du larynx est une affection grave qui exige presque toujours l'*exemption* et la *réforme*.

142. Aphonie.

L'*aphonie*, suite de lésions traumatiques ou pathologiques du larynx ou de paralysie persistante des nerfs laryngiens, est une cause d'*exemption* et de *réforme* lorsqu'elle se montre rebelle aux moyens thérapeutiques.

La *simulation* de l'aphonie est fréquente, et l'on devra être en garde contre la fraude. C'est alors qu'il est surtout nécessaire d'employer le laryngoscope pour reconnaître s'il existe des lésions matérielles auxquelles l'aphonie puisse être attribuée. L'examen laryngoscopique dispense généralement des autres épreuves que l'on fait subir au sujet examiné, telles que la provocation de l'éternuement et de la toux, qui sont presque toujours insuffisantes.

Dans les cas douteux, une enquête est nécessaire.

## Pharynx.

143. Anomalies, rétrécissements du pharynx.

Les *anomalies du pharynx*, assez rares d'ailleurs, les *rétrécissements* résultant d'adhérences vicieuses ou de rétractions cicatricielles qui font obstacle au passage des aliments, sont des motifs d'*exemption* et de *réforme*.

144. Lésions traumatiques.

Les *lésions traumatiques*, la présence de *corps étrangers* ne déterminent l'*incapacité* de servir que si elles doivent être suivies d'une infirmité capable d'entraver la déglutition. La décision du conseil peut être renvoyée, s'il y a lieu, à la fin de ses opérations.

145. Pharyngites.

Les *pharyngites chronique* et *granuleuse*, affections gênantes et rebelles, prennent rang parmi les causes d'*exemption*, et peuvent entraîner la *réforme*. Il en est de même des *abcès rétro-pharyngiens*, le plus souvent symptomatiques de lésions du rachis. Toutefois, il faut faire une réserve au point de vue de la réforme pour les *abcès diopathiques*, qui offrent moins de gravité.

146. Ulcères.

Les *ulcères de mauvaise nature* motivent l'*exclusion* de l'armée: les *ulcères syphilitiques*, pouvant se guérir promptement, ne sont des causes d'*exemption* que s'ils s'accompagnent de destruction des parties profondes et s'il doit en résulter des difformités. Dans ces cas, la *réforme* peut aussi être prononcée.

## Œsophage.

147. Rétrécissement de l'œsophage.

Le *rétrécissement* de l'œsophage motive l'*exemption* et la *réforme*, qu'il soit consécutif à des lésions traumatiques (plaies, déchirures, brûlures) ou qu'il provienne d'ulcération ou de dégénérescence carcinomateuse de ce conduit. Il en est de même quand la déglutition est gênée par une tumeur qui comprime l'œsophage.

Le plus souvent, à moins que la coarctation ne soit ancienne et ne s'accompagne d'une altération de la nutrition, aucun signe extérieur ne révèle le rétrécissement, et il faut pratiquer le cathétérisme de l'œsophage pour pouvoir affirmer l'existence de la lésion.

148. Dilatation.

La *dilatation* de l'œsophage est généralement la conséquence de l'affection précédente et, comme elle, nécessite l'*exemption* et la *réforme*.

149. Corps étrangers.

Des *corps étrangers* peuvent s'arrêter dans l'œsophage et produire des accidents graves. En pareille circonstance, *l'exemption* est indiquée, et quelquefois la *réforme* devient indispensable.

150. Ulcérations, cancer.

Les *ulcérations de toute nature*, les *dégénérescences carcinomateuses* motivent absolument l'*exclusion* de l'armée.

151. Œsophagisme.

L'*œsophagisme*, ou spasme de l'œsophage, s'il n'est pas lié à une lésion organique de ce canal, est peu grave et ne doit pas entraîner l'*exemption* ni la *réforme*.

152. Paralysie de l'œsophage.

La *paralysie de l'œsophage et du pharynx* est une affection qui, rarement idiopathique, se rattache à des lésions graves et *incom-*

*patibles* avec le service militaire. Les *simulateurs* peuvent essayer de faire croire à l'existence de cette affection en faisant des contorsions et des efforts simulés pour avaler, et en provoquant le retour des liquides par les narines. Mais l'abattement, l'amaigrissement, la débilité générale feront distinguer le malade du simulateur.

## Thorax.

### 153. Difformités.

Les *difformités congénitales ou acquises* de la poitrine : les *fissures*, le *défaut d'ossification* du sternum, *l'absence du cartilage* d'une ou plusieurs côtes (lésions qui sont assez rares) ;

La *proéminence du thorax* en forme de carène, s'accompagnant d'une diminution notable de la courbure des côtes ;

Les *enfoncements* assez considérables de la partie inférieure du sternum ou de l'appendice xiphoïde, avec renversement de cet appendice soit en dedans, soit en dehors ;

Les *déviations partielles* du sternum ou des côtes et de leur cartilages, par suite de fractures vicieusement consolidées ou de luxations non réduites ;

Le *rétrécissement* d'un côté de la poitrine, consécutif à un épanchement pleurétique ;

Les *difformités* dépendant du rachitisme, qui sont fréquentes et affectent ordinairement toute la cage thoracique.

Sont autant de causes qui rendent *impropre* au service militaire, à moins que le thorax ait une capacité suffisante et que les difformités ne soient pas visibles, l'homme étant habillé.

Les *voussures de la poitrine* n'ont guère d'importance qu'en raison des affections qui les déterminent et qui entraînent presque toujours la *réforme* et l'*exemption*.

Les *arrêts de développement*, les *courbures difformes* ou irrégulières de la clavicule, ces dernières provenant de causes organiques ou de fractures anciennes vicieusement consolidées, qui gênent le port du sac ou entravent les mouvements, les *pseudarthroses*, les *luxations complètes non réduites* de l'une ou de l'autre extrémité de cet os, motivent l'*exemption*, mais ne nécessitent pas toujours la *réforme*.

L'*omoplate* peut être aussi le siège de *difformités* qui sont *incompatibles* avec la profession militaire.

### 154. Lésions traumatiques.

Les *contusions*, les *compressions brusques* de la poitrine n'ont de gravité, en général, que par la lésion des organes internes, qui les complique quelquefois. Il en de même des *plaies* qui, lorsqu'elles sont pénétrantes, peuvent, comme les contusions, donner lieu immédiatement à des accidents sérieux et consécutivement à des altérations qui déterminent l'*inaptitude* au service militaire.

155. Ostéite, carie, nécrose, etc.

L'*ostéopériostite suppurée*, due le plus souvent à la tuberculose, la *carie*, la *nécrose*, l'*ostéo-sarcôme* des côtes, du sternum, de la clavicule, de l'omoplate, entraînent l'*exemption*, et motivent assez souvent la *réforme*.

156. Maladies de la glande mammaire.

Les *inflammations de la glande mammaire* sont rarement des causes d'*exemption*, mais on observe quelquefois des hypertrophies glandulaires assez développées pour la motiver. La *réforme* n'est prononcée que si l'affection est incurable.

## Poumon.

157. Lésions traumatiques du poumon.

Les *contusions*, *déchirures*, *plaies du poumon*, constituent en général des lésions graves qui entraînent le plus souvent l'*exemption*. Toutefois, elles peuvent guérir sans laisser d'infirmités, et, dans le doute, le médecin devra attendre la fin des opérations du conseil de revision pour se prononcer.

158. Hernie du poumon.

La *hernie du poumon*, qu'elle soit congénitale ou de cause traumatique ou le résultat d'un effort de toux, motive l'*exemption* et la *réforme*.

159. Tuberculose pulmonaire.

Le médecin doit apporter dans cet examen la plus grande attention; la *tuberculose pulmonaire*, qu'il faut surtout se garder d'importer dans l'armée, n'est pas toujours facile à reconnaître à son début, et, fréquemment, les signes fournis par la percussion et l'auscultation peuvent être douteux : mais assez souvent l'habitus externe permet, jusqu'à un certain point, d'affirmer la prédisposition à la tuberculisation.

Non-seulement la *tuberculose confirmée* est une cause d'*exemption* et de *réforme*, mais l'exemption doit encore être prononcée toutes les fois qu'il y a *imminence de tuberculisation* pulmonaire, et la *réforme* est urgente, *même lorsque la maladie est à son début.*

160. Hémoptysie.

L'*hémoptysie*, qui se lie à la tuberculisation pulmonaire ou à une affection du cœur, etc., motive l'*exemption* et la *réforme*. L'hémoptysie est facile à *simuler*.

161. Bronchite et pneumonie chroniques.

La *bronchite* et la *pneumonie chroniques*, avec dépérissement de la constitution, motivent toujours l'*exemption* et la *réforme*.

162. Emphysème pulmonaire.

L'*emphysème pulmonaire* entraîne nécessairement l'*exemption*. C'est une affection assez fréquente dans l'armée ; elle n'exigerait la *réforme* que si elle était assez étendue pour provoquer des accès de suffocation.

163. Asthme.

L'*asthme*, affection quelquefois *essentielle*, sans lésions organiques apparentes, est le plus souvent sous la dépendance d'une altération du cœur, des gros vaisseaux ou des poumons ; dans l'un ou l'autre cas, il s'oppose à la vie active et rend *impropre* au service militaire. L'*asthme nerveux*, d'une constatation difficile, exige une enquête. Les autres variétés se reconnaissent aux lésions qui les déterminent.

164. Épanchements pleuraux.

Les *épanchements pleurétiques* sont toujours des cas d'*exemption* : ils exigent la *réforme* lorsqu'ils ont résisté à un traitement rationnel, qu'ils ont altéré la constitution ou déformé le thorax.

## Cœur et aorte.

165. Cyanose.

La *cyanose*, résultant ou non de la persistance du trou de Botal, motive l'*exemption*.

La *cyanose* peut être *simulée*, mais la fraude est facile à reconnaître.

166. Transposition des organes.

La *transposition des organes pectoraux* de gauche à droite n'est pas une cause d'incapacité de servir, quand il n'y a pas de troubles fonctionnels.

167. Péricardite et endocardite.

La *péricardite* et l'*endocardite aiguës* laissent souvent après elles des altérations graves qui doivent faire prononcer l'*exemption ;* il en est de même pour la *péricardite chronique* et l'*hydropéricardite*. Ces affections peuvent aussi nécessiter la *réforme*, si elles sont rebelles.

168. Hypertrophie du cœur.

L'*hypertrophie* du cœur s'oppose formellement à l'*admission* dans l'armée ; elle entraine la *réforme*.

169. Dilatation du cœur.

La *dilatation du cœur avec amincissement* des parois détermine, comme l'hypertrophie, une augmentation de la matité précordiale, mais elle s'en distingue par l'affaiblissement des contractions du cœur, la diminution de son impulsion, l'absence de voussure de la région précordiale. Elle motive l'*exclusion* de l'armée lorsqu'elle présente tous les signes qui affirment sa permanence et son incurabilité.

170. Insuffisance et rétrécissement des orifices cardiaques.

L'*insuffisance* ou le *rétrécissement* des orifices cardiaques sont des affections qui rendent le sujet *impropre* au service militaire : le médecin ne doit pas se méprendre sur la valeur du bruit de souffle, qui n'est quelquefois qu'un signe d'anémie.

171. Anévrisme de l'aorte thoracique.

L'*anévrisme de l'aorte thoracique*, qui échappe le plus souvent à l'observation tant qu'il n'a pas déterminé de troubles fonctionnels assez importants pour attirer l'attention, est *incompatible* avec la profession militaire.

## Abdomen.

172. Affections des parois abdominales.

Les *contusions*, les *plaies*, les *ruptures musculaires*, les *inflammations*, quand elles ont pour effet de diminuer la force de résistance des parois de l'abdomen à la pression des organes intérieurs, de prédisposer aux hernies, de réagir sur les viscères, nécessitent l'*exemption* et la *réforme*.

Les fistules ou les trajets fistuleux entretenus par une lésion osseuse ou par une lésion des viscères intra ou extra-péritonéaux, constituent des cas d'*exemption*, et peuvent aussi entrainer la *réforme*.

### 173. Hernies.

Toute *hernie abdominale*, inguinale, crurale, ombilicale, épigastrique, etc., simple ou compliquée, réductible ou non, motive l'*exemption*.

Les hernies inguinales et crurales ne s'étendant pas au delà de l'orifice externe du canal sont *compatibles* avec le service auxiliaire.

La *réforme* doit être prononcée dans les cas suivants : 1° éventration ; 2° hernie double, inguinale ou crurale ; 3° hernie volumineuse, difficile à réduire et à maintenir réduite ; 4° hernie péritonéo-vaginale avec descente incomplète ou adhérence du testicule en avant du canal inguinal externe.

La hernie ne peut être *simulée* : quelquefois des fourbes cherchent à donner le change en portant un bandage herniaire.

Elle peut être *dissimulée* par les engagés volontaires et par tous ceux qui ont intérêt à se faire admettre dans l'armée. Il convient d'examiner la ligne blanche, la région inguinale et la région crurale supérieure. Non-seulement il faut appliquer la main sur les orifices qui peuvent livrer passage aux viscères, mais encore porter le doigt dans le canal, afin d'en reconnaître la dilatation et sentir si une portion de viscère ne se présente pas à l'orifice interne. Dans le doute, on fait soulever par le sujet un fardeau qui exige d'assez grands efforts.

### 174. Affections du péritoine.

La *péritonite chronique* rend *impropre* au service militaire. La *péritonite aiguë*, quoique étant une affection grave, peut se terminer heureusement. Le médecin tiendra donc compte, pour formuler son opinion, de la cause de cette affection, de son étendue, de son intensité. S'il le juge utile, il demandera le renvoi de l'examen à la fin des opérations du conseil de revision.

### 175. Ascite.

L'*ascite*, qui peut être déterminée par des causes très variées, motive l'*exemption*, et peut nécessiter la *réforme*, si elle résiste aux moyens thérapeutiques.

### 176. Tympanite.

La *tympanite* est le plus ordinairement d'une courte durée, et, à moins d'être liée à une affection grave, ne nécessite pas l'*exemption*.

Des *simulateurs*, jouissant de la faculté d'avaler de l'air, produisent quelquefois une tympanite qui ne pourrait en imposer qu'à une personne sans expérience.

177. Tumeurs de l'abdomen.

Les *tumeurs* de l'abdomen : *engorgements ganglionnaires* volumineux, *tumeurs tuberculeuses ou carcinomateuses*, etc., entraînent l'*incapacité* absolue de servir.

178. Maladies de l'estomac et des intestins.

Les *affections chroniques* de l'*estomac* et des *intestins*, lorsque leur existence est bien démontrée, sont des motifs d'*exemption*, et font prononcer la *réforme*, si elles sont réfractaires à toute médication.

179. Lésions organiques, hématémèse.

L'*hématémèse* est *incompatible* avec la vie militaire, mais il ne faut pas se laisser tromper par les *simulateurs* qui ingèrent secrètement une certaine quantité de sang qu'ils vomissent devant les personnes dont ils invoquent ensuite le témoignage. Lorsque l'hématémèse est liée à une affection grave, elle donne toujours lieu à divers symptômes qui en révèlent l'existence, et lorsque l'hémorragie s'est répétée, elle détermine un affaiblissement et un amaigrissement marqués.

Les *lésions organiques* de l'*estomac* et des *intestins*, *ulcères chroniques*, *cancer*, *rétrécissements* ou *obstructions* intestinaux sont autant d'affections qui rendent *impropre* au service militaire.

180. Affections du foie et de la rate.

Les *affections du foie* de longue durée, telles que l'hépatite chronique, les abcès, les tumeurs acéphalocystes, le cancer, la cirrhose, les calculs de la vésicule biliaire, motivent l'*exemption*, et fréquemment la *réforme*.

Les *engorgements chroniques* volumineux de la rate, les *abcès* et les *tumeurs* de cet organe sont dans le même cas.

Toutefois, dans les contrées palustres, où des fièvres intermittentes sont endémiques, il n'est pas rare de rencontrer des engorgements de la rate et du foie qui disparaissent sous l'influence d'une médication appropriée, et surtout d'un changement de résidence. Ces considérations sont de nature à imposer une certaine réserve au médecin chargé de faire connaître son opinion au conseil. Il devra toujours se prononcer pour l'admission des sujets qui n'ont qu'un engorgement peu considérable et dont l'état général est d'ailleurs satisfaisant.

## Rachis.

### 181. Spina-bifida.

Le *spina-bifida* ou *hydrorachis* persistant jusque dans l'âge adulte, motive l'*exemption*.

### 182. Déviations du rachis.

La lordose et la scoliose latérale impliquent l'*impossibilité de servir*, si elles sont assez prononcées pour constituer une difformité.

Les déviations offrent beaucoup de ressources à la *simulation* : on voit des sujets se présenter le dos voûté, la poitrine creusée en avant et prétendant ne pouvoir pas se redresser. On déjoue cette supercherie soit en faisant coucher l'individu sur le ventre, lui serrant fortement les lombes à l'aide d'une ceinture et lui étendant ensuite les bras au-dessus de la tête, soit, au contraire, en le plaçant sur le dos et en ôtant tout point d'appui à ses extrémités.

D'autres simulent des déviations latérales en les provoquant à l'aide d'agents mécaniques, *et quelquefois arrivent à produire des courbures permanentes qui constituent une infirmité réelle et irrémédiable*. Dans la déviation latérale simulée, la courbure est unique, étendue, et comprend les régions lombaire et dorsale : le tronc est plus ou moins incliné du côté opposé à la convexité de la courbure, suivant que le bassin est plus ou moins élevé de ce dernier côté. Il n'y a pas, comme dans la déviation spontanée, une torsion de la colonne vertébrale ; l'épaule correspondante à la convexité est plus élevée que l'autre, mais ne fait pas de saillie en arrière, et le thorax n'est pas sensiblement déformé. En dedans de la courbure, la peau présente des plis parallèles assez profonds, tandis que, dans la scoliose vraie, ces plis sont peu marqués, siègent sous l'aisselle, si la courbure opposée est à la région dorsale ; entre les fausses côtes et la crête iliaque, lorsque la courbure est dorso-lombaire.

Les déviations *provoquées* se reconnaissent aux mêmes signes : à l'absence de courbures multiples et de torsion des vertèbres. Les simulateurs parviennent quelquefois, en combinant certains moyens, à produire des courbures alternes, mais ils n'arrivent jamais à obtenir la torsion de la colonne vertébrale. Toutefois, il ne faut pas oublier que les déviations latérales déterminées par la claudication sont le plus souvent limitées à une courbure simple et sans torsion des vertèbres : mais alors le médecin pourra constater soit un raccourcissement réel d'un des membres inférieurs, soit une affection de l'articulation de la hanche, luxation ou coxalgie. Du reste, quelle que soit la présomption que l'on puisse avoir relativement à la provocation, elle ne s'élève jamais à un degré de certitude suffisant pour motiver une accusation, et, du moment que l'infirmité existe et qu'elle est irrémédiable, l'*exemption* doit être prononcée.

183. Raccourcissement de la taille, simulation.

Quand la taille de l'homme ne dépasse que fort peu le minimum légal, il peut, en courbant la colonne vertébrale ou par des attitudes obliques, se rapetisser et obtenir ainsi une exemption pour défaut de taille. On évite des erreurs de ce genre en pratiquant la mensuration du sujet après l'avoir fait étendre sur le sol, de façon à redresser la colonne vertébrale ainsi que les membres inférieurs.

184. Fractures, luxations et caries.

Les *fractures* et les *luxations*, l'*ostéite* tuberculeuse des vertèbres, l'*arthrite* et l'*ankylose* des articulations vertébrales peuvent amener des déformations du rachis ou gibbosités, qui se distinguent des déviations précédentes; elles motivent toujours l'*exemption* et souvent la *réforme*.

185. Lumbago.

Le *rhumatisme lombaire* ou *lumbago* n'est pas une cause d'exemption; mais la douleur des lombes peut être terminée par d'autres lésions qui ont plus de gravité. On doit donc apporter, dans cet examen, la plus grande attention et s'assurer que le lumbago ne se rapporte pas à une affection du rachis, de la *moelle* ou des *reins*. Le médecin se rappellera aussi que le rhumatisme chronique des lombes est souvent invoqué par les *simulateurs*.

186. Hernies lombaires.

Les *hernies lombaires* motivent *l'exemption* : elles sont fort rares, mais il importe de connaître leur possibilité et de pouvoir en porter le diagnostic.

## Bassin.

187. Vices de conformation.

Les *vices de conformation* du bassin, résultant d'une étroitesse, d'un développement exagéré ou d'une déviation anormale, les *déformations consécutives* à une fracture vicieusement consolidée ou à toute autre lésion, motivent l'*exclusion* de l'armée.

188. Relâchement des symphyses.

Le *relâchement* des symphyses nécessite *l'exemption* et la *réforme*. Ces conclusions ne s'appliquent ni à l'entorse, ni à la luxation du coccyx, affections légères qui ont rarement des conséquences sérieuses.

189. Arthropathies.

*L'arthrite sacro-iliaque* donne lieu à des accidents graves, qui mettent dans *l'impossibilité* de servir.

190. Psoïtis.

Le *psoïtis* est susceptible d'une terminaison heureuse ; mais on le voit aussi amener des abcès, des rétractions du membre inférieur sur le bassin, accidents qui déterminent *l'incapacité* de servir dans l'armée.

191. Phlegmons et abcès.

Les *phlegmons* et *abcès de la fosse iliaque*, quelle qu'en soit l'origine, nécessitent *l'exemption*; la *réforme* n'est prononcée qu'en cas d'incurabilité.

192. Plaies, contusions.

Les *plaies* et les *contusions* du *périnée*, lorsqu'elles intéressent l'urèthre, peuvent être graves et provoquer *l'exemption*; elles amènent fréquemment à leur suite des rétrécissements uréthraux qui nécessitent quelquefois la *réforme*.

193. Plaies à l'anus.

Les *plaies* ou *déchirures* de l'anus, à moins de complications, ne motivent pas *l'exemption*.

194. Phlegmons et abcès du périnée.

Les *phlegmons* et les *abcès* du périnée, déterminés par une lésion des voies urinaires ou symptomatiques de lésions osseuses, entraînent *l'exemption* et quelquefois la *réforme*.

195. Fissure de l'anus.

La *fissure à l'anus*, le plus souvent liée à des hémorroïdes ou à la syphilis, même compliquée de contracture du sphincter anal, ne doit déterminer que rarement *l'exemption*. Cette affection est quelquefois très pénible pour les malades, mais la guérison en est facile à l'aide d'un traitement approprié ou d'une opération chirurgicale peu importante.

196. Fistules urinaires et fistules à l'anus.

Les *fistules* siégeant au périnée ou au pourtour de l'anus, qu'elles soient en communication avec les voies urinaires ou avec le tube digestif, ou symptomatiques de carie, de nécrose des os du bassin. les *fistules anales incomplètes*, compliquées d'un décollement étendu du rectum, entrainent l'*exemption*. Les moyens chirurgicaux doivent avoir été employés sans succès avant de proposer la *réforme*.

### 197. Affections du rectum.

Les *affections du rectum : ulcérations de mauvaise nature, carcinômes*, sont des causes absolues d'*exemption* et de *réforme*.

### 198. Rétrécissement du rectum.

Le *rétrécissement du rectum*, qui peut être la conséquence de lésions diverses, de plaies, d'ulcérations, d'affections syphilitiques, carcinomateuses, etc., qu'il siège à l'orifice anal ou sur un point plus élevé que l'intestin. est une cause d'*exclusion* de l'armée, et entraine la *réforme* s'il ne peut être combattu avec succès.

### 199. Hémorroïdes.

Les *hémorroïdes volumineuses*. internes ou externes, ou compliquées d'ulcérations de fongosités de la muqueuse. motivent l'*exemption*. La *réforme* doit être rarement prononcée. les hémorrhoïdes pouvant être rendues tolérables par un traitement approprié.

On essaye quelquefois, à l'aide de moyens grossiers, de *simuler* les hémorroïdes, ou on les exagère en prenant des bains de siège très chauds.

### 200. Chute du rectum.

La *chute du rectum* et la *procidence de la membrane muqueuse* du rectum à travers l'ouverture anale, qu'elle soit la conséquence d'hémorroïdes anciennes et volumineuses ou d'une autre cause, sont des motifs d'*exemption* : mais elles ne nécessitent la *réforme* que dans les cas où elles resistent à tout traitement.

### 201. Incontinence des matières fécales.

L'*incontinence des matières fécales* est généralement la suite d'une paralysie étendue à d'autres organes que le rectum : elle peut être aussi déterminée par un relâchement du sphincter et par une chute du rectum. Dans tous les cas, elle est une cause d'*exemption*. et elle peut motiver la *réforme*. si elle est au-dessus des ressources de l'art.

## Reins.

202. Lésions traumatiques des reins.

Les *lésions traumatiques des reins :* plaies, contusions, peuvent donner lieu à un pronostic plus ou moins grave, qui servira de guide au médecin-expert pour faire prononcer l'*admission* ou l'*exemption*.

203. Néphrites.

La *néphrite albumineuse*, la *néphrite calculeuse*, motivent l'*exclusion* de l'armée. La *néphrite simple*, sans complication, sans purulence, ne doit faire prononcer l'*exemption* que si elle paraît assez sérieuse pour exiger un traitement prolongé et faire craindre une aggravation.

204. Calculs rénaux, abcès, kystes.

Les calculs rénaux sont une cause d'*exemption*, et même de *réforme* si les accidents qu'ils provoquent sont répétés et assez intenses pour empêcher la vie active.

Les *abcès*, les *kystes*, les *dégénérescences* des reins déterminent l'*incapacité* de servir.

## Vessie.

205. Vices de conformation.

Les *vices de conformation de la vessie : absence complète, atrophie, extrophie* de cet organe et *fistules urinaires ombilicales* dépendant de la perméabilité de l'ouraque, sont autant de motifs d'*inadmissibilité*.

206. Lésions traumatiques.

Les *plaies*, les *contusions*, les *ruptures* de la vessie ont une gravité immédiate telle qu'on les rencontre rarement devant un conseil de revision ; cependant, si la guérison semblait devoir se produire sans laisser de traces, l'*admission* pourrait être prononcée.

207. Cystites.

L'*inflammation chronique* de la vessie nécessite l'*exemption*. La *cystite aiguë*, suivant son intensité et les causes qui la déterminent, peut être une cause d'*exemption ;* on attendra, si cela est nécessaire, pour prendre une décision, la fin des opérations du conseil de revision. Il importe de ne pas ignorer que cette affection est quelquefois *provoquée* dans un but de fraude.

208. Corps étrangers, calculs vésicaux.

Les *corps étrangers* introduits parfois dans la vessie, à la suite d'un traumatisme, d'un accident, soit par suite d'un cathétérisme; les *calculs vésicaux* qui annoncent leur présence par de la douleur, un sentiment de pesanteur vers le bas-fond de la vessie, des troubles de la miction, de l'hématurie, une altération de l'urine, etc., motivent l'*exemption*. La *réforme* n'est prononcée qu'après l'emploi infructueux des divers moyens thérapeutiques.

209. Lésions organiques.

Les *lésions organiques de la vessie : polypes, fongus*, etc., sont *incompatibles* avec la vie militaire.

210. Incontinence d'urine.

L'*incontinence d'urine nocturne* dûment attestée par un acte de notoriété publique entraîne l'*exemption de fait*.

Hors de là, quand elle est simplement alléguée, elle n'empêche pas l'admission dans l'armée, sous réserve d'un examen ultérieur dans les hôpitaux, où l'observation déjouera la *simulation*.

L'*incontinence permanente*, reconnaissant toujours pour cause une lésion organique, soit une opération antérieure, a des conséquences en rapport avec la gravité de cette lésion. Dans les cas incurables, elle motive l'*exemption* et la *réforme*.

211. Rétention d'urine.

La *rétention d'urine* est souvent symptomatique d'affections plus sérieuses qui font obstacle au cours de l'urine : engorgement de la prostate, valvules du col vésical, rétrécissement du canal uréthral; elle nécessite alors l'*exemption* : la *réforme* est réservée aux cas incurables.

Elle est difficile à *simuler*, la moindre pression sur l'hypogastre permettant de vaincre la résistance du col de la vessie et amenant la sortie de l'urine.

## Urèthre.

212. Vices de conformation.

L'*épispadias* et l'*hypospadias*, ainsi que les autres anomalies du canal de l'urèthre, rendent impropre au service. Toutefois, l'hypospadias est compatible avec la vie militaire lorsque l'ouverture du canal est située immédiatement en arrière de la base du gland, que l'urine peut être projetée à distance, et que l'orifice est assez large pour que la miction s'accomplisse sans difficulté.

213. Fistules uréthrales.

Les *fistules uréthrales* exposant les individus, chaque fois qu'ils urinent, à souiller leurs vêtements qui s'imprègnent d'une odeur désagréable pour les voisins, motivent l'*exemption*. Si elles surviennent après l'incorporation, on doit préalablement en entreprendre la guérison, quand il y a lieu de l'espérer; dans le cas contraire, la *réforme* est indiquée.

214. Corps étrangers.

Les *corps étrangers* introduits dans l'urèthre ne justifient l'*exemption* que dans le cas où leur extraction qui, le plus souvent, se pratique facilement, paraît nécessiter une opération grave. On devra recourir à cette opération chez les militaires, et ne proposer la *réforme* que si l'opération restait sans succès.

215. Rétrécissements.

Les *rétrécissements* de l'urèthre, appréciables à la diminution du jet de l'urine, sont généralement d'une guérison difficile et entraînent des inconvénients *incompatibles* avec le service militaire. Cependant, lorsqu'ils se déclarent chez des hommes présents sous les drapeaux, ils ne motivent la *réforme* qu'après un traitement prolongé sans bon résultat.

216. Maladies de la prostate.

Les *abcès*, l'*hypertrophie* de la *prostate*, les *calculs* prostatiques, déterminent l'*exemption*, et quelquefois la *réforme* si la guérison n'en peut être obtenue.

## Organes génitaux.

217. Vices de conformation. Affections du pénis.

L'*hermaphrodisme*, l'*absence du pénis*, la *perte partielle ou totale du pénis* par suite de blessures ou de mutilations, nécessitent l'*exemption* et la *réforme*.

L'*atrophie* du pénis, si prononcée qu'elle soit, ne saurait motiver l'*exemption*, à moins qu'elle ne se complique ou ne s'accompagne d'une atrophie des testicules.

Le *phimosis* et le *paraphimosis*, auxquels il est facile de porter remède, ne réclament ni l'*exemption* ni la *réforme*. Il en est de même des *ulcérations* et des *végétations syphilitiques*, à l'exception, cependant, des ulcères phagédéniques qui auraient détruit une partie notable de la verge.

### 218. Affections des bourses.

Les *affections cutanées*, qui causent une démangeaison insupportable et ne peuvent que s'aggraver sous l'influence du frottement occasionné par la marche et le contact des vêtements de laine, exigent l'*exemption*, plus rarement la *réforme*.

Les *plaies*, les *déchirures du scrotum*, les *contusions*, les *infiltrations* de sang, entrainent rarement l'*exemption*. Il importe de noter que la cicatrisation de ces plaies se fait facilement et presque toujours sans adhérences, en raison de la laxité des tissus.

Les *phlegmons*, les *abcès* ne comportent l'*exemption* que s'ils se rattachent à des lésions des voies urinaires.

L'*œdème* et l'*emphysème du scrotum* sont quelquefois *provoqués* à l'aide d'injections d'eau ou d'air. Dans aucun cas, ces lésions, fussent-elles spontanées, ne donnent lieu à l'*exemption*, à moins d'être liées à d'autres états morbides.

L'*éléphantiasis du scrotum*, extrêmement rare en France, est incompatible avec la vie militaire.

### 219. Varicocèle.

Le *varicocèle* n'entraine l'*impossibilité* de servir qu'autant qu'il est douloureux ou que, par son volume considérable, il détermine une gêne prononcée dans la marche, et ces cas sont exceptionnels.

### 220. Hydrocèle. Hématocèle.

L'*hydrocèle* simple du cordon ou de la tunique vaginale, peu volumineuse et susceptible de guérir par un procédé thérapeutique ordinairement sans danger, ne motive pas l'*exemption*.

Au contraire, l'*hydrocèle* volumineuse ou symptomatique d'une lésion appréciable des organes, et l'*hématocèle* de la tunique vaginale entrainent l'*exemption* et la *réforme*, si elles sont incurables.

### 221. Perte, atrophie des testicules.

La *perte des deux testicules* par suite d'opération ou d'accident, l'*atrophie* de ces deux organes, acquise ou congénitale, portée à un haut degré, entrainent l'*exemption*. La *perte* ou l'*atrophie* d'un testicule, l'autre restant sain, est compatible avec le service militaire.

### 222. Anorchidie et cryptorchidie.

L'*exemption* est réservée aux cas où le testicule est retenu à l'anneau ou dans le canal ou tout contre l'orifice inguinal, en raison des douleurs qu'il provoque, de la prédisposition aux hernies qu'il entraine et de l'obstacle qu'il présente à l'application d'un bandage.

223. Tumeurs du testicule.

Les *orchites chroniques, tuberculeuse, syphilitique,* rendent *inapte* au service militaire.

L'*enchondrôme, l'encéphaloïde* et les autres dégénérescences du testicule sont des causes absolues d'*exemption* et de *réforme.*

224. Spermatorrhée.

La *spermatorrhée* ne peut être constatée devant un conseil de revision; d'ailleurs, cet état morbide, généralement curable, ne peut être considéré comme une cause d'*exemption.*

## Membres.

225. Anomalie des membres.

Toute *anomalie* dans le nombre, dans la forme, dans les rapports des membres, est *incompatible* avec le service militaire.

226. Inégalité.

L'*inégalité* des membres thoraciques ou abdominaux, portée au degré de compromettre l'harmonie des mouvements, entraine l'*incapacité* de servir.

227. Déviation.

L'avant-bras, au lieu de continuer dans son articulation avec le bras la ligne presque droite que le membre entier doit présenter, forme parfois un angle plus prononcé ouvert en dehors. Il peut résulter de cette disposition vicieuse l'impossibilité d'exécuter avec régularité et précision certains temps du maniement des armes. Cette difformité entraine l'*exemption* ou le classement dans les services auxiliaires.

Les jambes déviées, *cagneuses* ou *bancales*, peuvent apporter dans la marche une gêne, une irrégularité allant jusqu'à la claudication; le rapprochement excessif des genoux s'oppose à la jonction des talons, leur éloignement détermine dans la marche un balancement disgracieux et devient rapidement une cause de fatigue. Ces difformités, suivant leur degré, entrainent l'*incapacité* de servir ou la désignation pour le service auxiliaire.

### 228. Atrophie.

L'*atrophie* congénitale constitue un motif manifeste d'*inaptitude* au service militaire. L'atrophie acquise doit être étudiée dans ses causes ; elle constitue ou ne constitue pas un motif d'*incapacité*, selon la possibilité ou l'impossibilité d'un retour prochain à l'état normal.

La plupart des lésions traumatiques récentes déterminent l'atrophie ; le médecin expert s'assurera que l'atrophie n'est pas provoquée ou entretenue dans un but coupable.

### 229. Lésions traumatiques.

Les *lésions traumatiques* qui affectent les membres et leurs articulations méritent la plus sérieuse attention, en raison des accidents actuels qu'elles déterminent et des difformités qu'elles peuvent laisser après elles. Le jugement à porter se déduira nécessairement de leur gravité, de leur étendue, de leur siège, de la nature des parties intéressées, des conséquences enfin qu'elles ont eues ou qu'elles peuvent avoir.

L'*amputation* et la *résection*, les *courbures défectueuses* et très prononcées des os longs, les *dépressions* profondes, les *inégalités*, les *déviations*, le *raccourcissement*, la *fausse articulation* provenant de fractures simples ou compliquées, ou reconnaissant pour cause les distensions articulaires, l'*entorse* violente et la *luxation* ancienne, incomplètement réduite ou non réduite, le *relâchement des capsules et des ligaments articulaires* avec mobilité anormale et luxation fréquente volontaire ou involontaire, l'*ankylose vraie*, la *fausse ankylose*, sont des causes d'*exemption*, et peuvent être des causes de *réforme*.

### 230. Lésions pathologiques.

Les *déformations rachitiques*, les *engorgements chroniques* résultant de phlegmons ou d'autres causes, l'*œdème*, consécutif à des lésions vasculaires constatées et contre la *provocation* duquel il convient d'être en garde, les *tumeurs blanches* et les *hydropisies anciennes des articulations*, les *fistules osseuses et articulaires*, les *corps mobiles* constatés des articulations, motivent l'*exemption*. Ces maladies, dont les caractères sont généralement faciles à reconnaître, n'indiquent la *réforme* que lorsque les ressources thérapeutiques ont été épuisées.

### 231. Varices.

Les *varices* ne constituent un cas d'exemption que lorsqu'elles se présentent au 2e degré, c'est-à-dire avec des flexuosités et des nœuds très apparents, ou lorsque la dilatation variqueuse atteint à la fois le réseau superficiel et profond, ou bien lorsqu'elle occupe les deux membres ou un seul membre avec un varicocèle prononcé; il en est de même lorsque les varices se compliquent d'altérations trophiques de la peau et d'ulcères.

### 232. Hygroma et altérations synoviales.

L'*hygroma* volumineux du genou avec altération des téguments et, en général, toutes les altérations graves des synoviales, motivent l'*exemption* et la *réforme*.

### 233. Névralgies, rhumatisme, goutte.

Les *névralgies* habituelles, telles que la *sciatique*, les *douleurs rhumatismales*, lorsqu'elles sont accompagnées d'atrophie ou de rétraction susceptibles d'amener un trouble fonctionnel appréciable, sont une cause d'*exemption*. Elles ne peuvent entraîner la *réforme* qu'autant que toutes les ressources de la thérapeutique ont échoué.

La *goutte*, le *rhumatisme noueux*, rares dans la jeunesse, sont des motifs d'*incapacité* de servir.

### 234. Lésions et mutilations des doigts de la main.

1° Perte ou luxation du pouce ou d'une de ses phalanges ;

2° Perte de l'indicateur droit ou de deux de ses phalanges avec ankylose ou extension permanente de la phalange conservée ;

3° Perte de deux doigts ou de deux phalanges de deux doigts ;

4° Perte simultanée de trois phalanges intéressant l'index et le médius ;

5° Perte simultanée d'une phalange de l'index, du médius et de l'annulaire.

### 235. Incurvation, flexion et extension permanente des doigts.

La *raideur*, l'*incurvation*, la *flexion* ou l'*extension permanente* d'un ou de plusieurs doigts peuvent être congénitales ou acquises et reconnaître des causes très diverses : cicatrices, rétractions fibreuses, sections et adhérences musculaires ou tendineuses, paralysies, altérations des phalanges ou de leurs articulations. Elles déterminent l'*incapacité* de servir, excepté dans les cas où elles sont très limitées, et n'entravent pas les fonctions de la main, ou lorsque la flexion, quoique assez marquée, porte sur l'auriculaire, disposition assez fréquente chez les hommes habitués aux travaux manuels.

Les *doigts surnuméraires* sont une cause d'*exemption*.

236. Doigts palmés.

Les *doigts palmés* sont une cause d'*exemption* du service militaire, lorsque la membrane qui les réunit s'oppose au libre exercice de leurs fonctions.

237. Difformités professionnelles des membres.

Développées dans certaines régions par le travail professionnel, les *difformités* des membres ne sont une cause d'*exemption* que lorsqu'elles entraînent une gêne notable dans les fonctions.

238. Pied bot.

Les *pieds bots,* quels qu'en soient la variété et le degré, entraînent l'*inaptitude* au service. Un faible degré de pied bot peut être provoqué par une mauvaise attitude du pied, soit permanente, soit momentanée.

239. Pied plat.

Le *pied plat*, avec saillie anormale de l'astragale et du scaphoïde au-dessous de la malléole interne et projection de l'axe de la jambe en dedans de l'axe du pied, peut seul *exempter* du service militaire.

Le simple effacement de la voûte n'est pas un motif d'incapacité de servir, surtout dans la cavalerie ou le service auxiliaire.

240. Pied creux.

Le *pied creux* ne doit entraîner l'*exemption* que lorsqu'il nécessite une chaussure spéciale ou lorsqu'il a une origine pathologique.

241. Orteils surnuméraires.

Les *orteils surnuméraires,* quelle que soit leur disposition, exemptent du service, s'il en existe plus d'un à chaque pied et si leur disposition gêne le port de la chaussure.

242. Direction vicieuse des orteils, chevauchement.

Le *chevauchement* d'un ou de plusieurs orteils, s'il existe à un degré exagéré, s'il est complet, permanent et gêne plus ou moins la progression, devient une cause fréquente de blessures dans la marche et à ce titre peut nécessiter l'*exemption* du service actif et même du service auxiliaire.

On reconnaît que cette difformité est *provoquée* en s'assurant que l'orteil déplacé ne s'est pas creusé une loge dans les orteils sur lesquels il appuie.

243. Orteils en marteau, marche sur l'ongle.

L'*orteil en marteau*, assez prononcé pour amener l'ongle au contact du sol et déterminer un angle saillant et douloureux de l'articulation phalango-phalanginienne, motive l'*exemption* du service actif, mais n'exempte pas du service auxiliaire.

244. Orteils palmés.

311. Les *orteils palmés* n'exemptent du service actif que dans les cas où ils sont tous intimement accolés entre eux jusqu'à leur phalange unguéale inclusivement.

245. Mutilation des orteils.

312. La *perte totale et la luxation non réduite du gros orteil* ou d'une *phalange* du gros orteil, la *perte simultanée* de deux orteils voisins, la *perte totale* d'une *phalange* aux *quatre derniers orteils*, entrainent l'*incapacité* de servir.

246. Exostose sous-unguéale du gros orteil.

313. L'*exostose sous-unguéale* du gros orteil peut entraîner l'*exemption* du service quand elle est assez développée pour gêner le port de la chaussure réglementaire et la marche.

247. Cors, oignons.

314. Les *cors* ne constituent, en général, qu'une incommodité ; cependant ils peuvent avoir acquis assez de développement pour apporter une gène notable dans la marche. Dans des circonstances tout à fait exceptionnelles, ils peuvent motiver l'*exemption* du service actif et du service auxiliaire.

Les *oignons* développés sur les orteils motivent l'*exemption* et la *réforme* lorsque l'affection s'étend au delà de l'épiderme et du derme et atteint les tissus péri-articulaires ou les os eux-mêmes.

248. Mal perforant.

Le *mal perforant* des pieds doit être considéré comme une cause d'*incapacité* de servir.

249. Affections des ongles.

La *déviation* et l'*hypertrophie des ongles*, assez développées pour gêner le port de la chaussure sont des cas d'inaptitude au service. Elles peuvent devenir des causes de *réforme* si elles sont au-dessus desressources de l'art.

L'*onyxis simple* et l'*onyxis syphilitique* ne sont pas des causes d'*exemption*. L'*ongle incarné* ne motive l'*exemption* et la *réforme* que lorsqu'il a amené des désordres assez étendus pour rendre difficile ou impossible une guérison complète.

250. Transpiration fétide des pieds.

La *transpiration fétide* et abondante des pieds peut être *simulée* ou *dissimulée* : lorsqu'elle est réelle, elle détermine habituellement une macération de l'épiderme et une odeur *sui generis*. Elle est une cause de *réforme* lorsqu'elle n'est pas susceptible d'être suffisamment atténuée par l'usage de préparations désodorantes.

251. Claudication.

La *claudication*, à moins qu'elle ne soit due à une affection aiguë et passagère, motive l'*exemption* et la *réforme*. Cette infirmité est souvent *simulée* et mérite un examen très attentif. Il ne suffit pas de s'assurer que les membres inférieurs sont égaux et ne présentent aucune difformité : il faut encore rechercher s'il n'existe pas dans leur continuité ou dans leurs articulations quelque lésion capable de produire la claudication, et si cette infirmité ne résulte pas d'une déviation du bassin ou de la colonne vertébrale.

## IV. APTITUDE AU SERVICE AUXILIAIRE.

Les jeunes gens reconnus impropres au service actif ou armé ne doivent être désignés pour le service auxiliaire que s'ils ont l'aptitude physique nécessaire pour remplir les obligations qui leur incomberont lorsqu'ils seront appelés à servir. Ils ne doivent avoir aucune maladie ou infirmité qui puisse diminuer d'une manière notable la faculté de travailler ou constituer une difformité repoussante. Toutefois, n'ayant pas, au même degré que les jeunes gens classés dans le service actif, à supporter des fatigues et des privations prolongées, ils peuvent présenter certaines infirmités légères compatibles avec leurs fonctions.

Parmi les infirmités qui permettent l'admission dans le service auxiliaire, il en est qui, à un degré moins prononcé, sont également compatibles avec le service armé. De cette circonstance peut résulter quelque hésitation à classer les sujets dans l'un ou dans l'autre de ces deux services. C'est pour faire cesser toute indécision à cet égard qu'a été établie la seconde partie de cette instruction, à laquelle on n'a pas jugé nécessaire de donner autant d'étendue qu'à la première relative au service armé. Si quelques infirmités, pouvant donner lieu à l'admission dans le service auxiliaire, ne s'y trouvent pas comprises, on pourra facilement suppléer à cette lacune en s'inspirant des conditions où se trouveront ces hommes, dans les bureaux, magasins, arsenaux, ateliers, chantiers de terrassements, etc., services dans lesquels ils sont à l'avance répartis pour le temps de guerre.

### Infirmités ou difformités compatibles avec le service auxiliaire

Sont compatibles avec le service auxiliaire :

1. L'*alopécie*, les *tumeurs bénignes du crâne :* loupe, exostose ; les *productions cornées*, les *cicatrices* qui n'ont d'autre inconvénient que d'apporter une gène à la coiffure militaire : casque ou shako.

2. La *perte*, l'*atrophie* du pavillon de l'oreille, ou son *adhérence* aux parois du crâne.

3. Le *rétrécissement* d'un des conduits auditifs avec une diminution de l'ouïe peu prononcée.

4. La *perforation de la membrane du tympan* sans complication d'otorrhée.

5. Le *rétrécissement* ou l'*oblitération* de la trompe d'Eustache avec une faible diminution de l'ouïe.

6. L'*affaiblissement de l'ouïe* porté à un degré qui permet d'entendre la voix à une petite distance.

7. Le *symblépharon* qui, sans amener une grande gène dans le mouvement des paupières, n'est pas un obstacle à la fonction visuelle.

8. *La blépharite ciliaire* ancienne sans renversement des paupières.

9. Les *opacités de la cornée*, les *exsudats de la pupille* et toute cause de diminution de l'acuité visuelle entre 1/2 et 1/4 de l'un des yeux, à la condition que l'acuité de l'autre œil ne soit pas inférieure à 1/10.

10. La *myopie* de 4 à 7 dioptries, à condition que l'acuité soit ramenée par les verres correcteurs au moins à 1/2 pour l'un des deux yeux, et qu'il n'y ait pas de lésions choroïdiennes étendues.

11. L'*hypermétropie*, l'*astygmatisme* et l'*anisométropie*, jusqu'à 4 dioptries, à condition que l'acuité soit ramenée au moins à 1/2 par les verres correcteurs pour l'un des deux yeux.

12. Le *strabisme* à un degré incompatible avec le service armé, lorsque la vision de l'œil non dévié n'est pas sensiblement altérée.

13. Les *difformités de la face, du nez*, qui excluent du service armé, mais qui, cependant, ne sont pas exagérées et n'entraînent aucun trouble fonctionnel important.

14. Le *bec-de-lièvre* congénital ou accidentel simple et peu étendu.

15. Le *bégaiement*, à moins qu'il ne soit très prononcé.

16. Les *tumeurs du cou :* le *goître*, les *kystes séreux*, les *adénites*, peu développées, qui ne sont une cause de l'exclusion du service armé qu'en raison de la gêne causée par l'habillement militaire.

17. Les *déformations de la poitrine : enfoncement* ou *saillie* du sternum ou des côtes, qui ne nuisent pas aux fonctions des organes internes ; les *arrêts de développement*, les *courbures vicieuses*, les *pseudarthroses* de la clavicule, les *déformations* de l'omoplate, qui n'entravent pas les mouvements des membres supérieurs.

18. Les *tumeurs bénignes : kystes, lipômes*, etc., les *cicatrices* qui, en dehors de l'obstacle qu'elles apportent au port du sac et du ceinturon, ne causent pas une grande gêne.

19. L'*obésité*, à moins qu'elle ne soit exagérée.

20. Les *hernies inguinale* et *crurale* ne dépassant pas l'orifice externe du canal.

21. La *cryptorchidie*, lorsque le sujet présente les caractères généraux de la virilité.

22. Le *varicocèle* volumineux et indolent ne diminuant pas sensiblement l'aptitude au travail.

23. Les *difformités* congénitales ou acquises des membres qui n'entravent pas notablement leurs fonctions, telles que : un *cal volumineux* et même légèrement difforme ; une *incurvation modérée* des membres supérieurs ou inférieurs ; l'*inégalité* des membres supérieurs ; le *raccourcissement* d'un membre inférieur, s'il n'en résulte qu'une légère claudication.

24. Les *varices*, à moins qu'elles ne soient très étendues, qu'elles ne forment des saillies très apparentes, qu'elles ne produisent de l'œdème ou de l'engourdissement du membre, ou qu'elles ne soient disposées à se rompre ou compliquées d'ulcérations.

25. L'*hygroma chronique*, les *kystes synoviaux* assez prononcés pour exclure du service armé, ne compromettant pas néanmoins le jeu des articulations.

26. La *faiblesse d'une articulation* consécutive à une entorse ou à une luxation sans relâchement des ligaments ou engorgement des tissus, si l'on peut croire qu'elle disparaîtra avec le temps.

27. La *raideur* d'une articulation avec diminution légère de l'étendue des mouvements et qui ne nuit pas très sensiblement à l'action des membres, telles que : *l'extension incomplète* de l'avant-bras sur le bras, la *flexion incomplète* de la jambe sur la cuisse, les mouvements opposés étant entièrement libres ; la *flexion permanente et complète de l'auriculaire* de l'une ou l'autre main, la *flexion incomplète de plusieurs doigts*.

28. L'*incurvation*, la *perte* ou la *mutilation* des doigts ou des

orteils, non compatibles avec le service armé, qui ne gênent pas notablement les fonctions de la main et du pied.

29. Les *doigts* et les *orteils surnuméraires* qui se présentent dans les mêmes conditions.

30. Les *pieds plats* avec une déviation peu considérable, mais suffisante pour rendre impropre au service actif.

## V. APTITUDE PARTICULIÈRE AUX DIFFÉRENTES ARMES.

Les jeunes gens déclarés propres au service actif sont répartis par les commandants de recrutement dans les différentes armes, suivant leurs aptitudes physiques et professionnelles, en se conformant aux fixations déterminées chaque année par une instruction ministérielle.

Les principales qualités physiques nécessaires à certaines armes sont d'abord la taille, puis l'aptitude à la marche, à l'équitation, au tir, au service d'exploration, à porter la charge du soldat, aux manœuvres de force; et l'une ou l'autre de ces aptitudes doit être entière, pour que l'homme puisse concourir utilement au rôle affecté à son arme en temps de guerre.

La première de ces aptitudes, étant particulièrement fixée pour chaque arme, est facile à constater à l'aide d'une toise ; mais la détermination préalable des autres est plus complexe, et la compétence spéciale d'un médecin militaire pour apprécier les qualités physiques des hommes est souvent nécessaire. En conséquence, il peut être appelé à donner son avis sur l'aptitude physique, soit avant l'incorporation dans les bureaux de recrutement, soit après l'incorporation, devant les chefs de corps ou devant les commissions départementales, lorsque ces dernières ont à statuer sur des changements d'armes. Dans ces circonstances, on se guidera sur les principes suivants :

### INFANTERIE.

*L'aptitude à l'infanterie* comporte :

1° *L'aptitude à la marche* résultant de l'intégrité des membres inférieurs et de leur bonne conformation ;

2° *L'aptitude à porter le fusil*, les *munitions* et *l'équipement*, fardeau actuellement de 28 kilogrammes environ, qui exige une grande vigueur musculaire et que l'on imposerait inutilement à des sujets grêles ;

3° *L'aptitude au tir à longue portée*, qui n'est possible qu'à la condition de posséder une *acuité visuelle normale*, au moins pour l'un des deux yeux, le tir pouvant s'effectuer, par l'habitude, avec autant de précision de l'œil gauche que de l'œil droit.

Les hommes incorporés dans l'infanterie qui ne réunissent pas ces aptitudes ne peuvent être employés utilement que dans les services accessoires des corps.

La deuxième condition d'aptitude n'est pas indispensable pour les *officiers de l'arme,* ceux-ci n'étant pas soumis à l'obligation de porter la *charge du soldat.*

## CAVALERIE.

L'*aptitude à la cavalerie* comporte :

1° L'*aptitude physique à l'équitation,* qui demande plus de souplesse que de vigueur, exclut l'obésité et des cuisses trop courtes ; la conformation des jambes et celle des pieds peut d'ailleurs n'être pas irréprochable ;

2° L'*aptitude au service d'exploration* qui exige une *acuité visuelle* normale, sinon des deux yeux, du moins de l'un d'eux, et un *champ de vision binoculaire bilatéral* supérieur à 1/2.

Il faut ajouter que les hommes employés comme télégraphistes doivent pouvoir distinguer nettement *le vert du rouge.*

Les conditions d'aptitude relatives à l'*équitation* et au *service d'exploration* sont indispensables aux *officiers de l'arme,* les obligations du service étant sous ces rapports pour eux au moins égales, sinon plus importantes, que celles des hommes de troupe.

## ARTILLERIE.

L'*aptitude à l'artillerie* comporte, pour les servants *à pied* ou *à cheval, les conducteurs de batteries de montagne et les pontonniers* :

1° L'*aptitude à la marche,* qui résulte de l'intégrité des membres inférieurs et de leur bonne conformation ;

2° L'*aptitude aux manœuvres de force,* c'est-à-dire être vigoureusement musclés et sans hernie ;

3° L'*aptitude au pointage des pièces* pour le tir à longue portée qui exige une *acuité visuelle normale,* au moins pour l'un des deux yeux.

Les pontonniers doivent, en outre, pouvoir distinguer *le vert du rouge.*

Ces aptitudes ne sont pas indispensables à l'*officier de l'arme,* même celles qui sont relatives au *tir,* attendu qu'il peut, à l'aide d'une lunette de campagne, donner satisfaction aux besoins de ce service.

En revanche, l'aptitude physique à l'*équitation* lui est nécessaire, ainsi qu'aux servants à cheval et aux conducteurs des batteries montées et à cheval. Ces derniers doivent être assez vigoureux pour porter des fardeaux, mais la conformation des jambes et celle des pieds peut ne pas être irréprochable.

### GÉNIE ET SAPEURS-POMPIERS.

L'*aptitude au service du génie* comporte :

1° Les *aptitudes physiques* nécessaires à l'*infanterie*, surtout au point de vue de la marche ;

2° Les *aptitudes aux manœuvres de force ;*

3° Les *perfections de la vue* sont moins indispensables que dans l'*infanterie*, le tir à longue portée n'étant qu'accidentel pour l'arme du génie, où les aptitudes professionnelles deviennent particulièrement prépondérantes ; mais les hommes du régiment de chemins de fer doivent pouvoir distinguer nettement *le vert du rouge*.

Les *conducteurs du génie* sont en petit nombre et ils sont triés au régiment même, après l'incorporation, dans les mêmes conditions que ceux de l'artillerie.

Les aptitudes physiques des *officiers du génie* doivent être identiques à celles des officiers d'infanterie, les obligations matérielles du service étant semblables.

### TRAIN DES ÉQUIPAGES.

L'*aptitude au train des équipages* comporte pour les conducteurs de mulets de bât :

1° L'*aptitude à la marche ;*

2° L'*aptitude aux manœuvres de force*.

Les autres cavaliers du train doivent réunir les mêmes conditions physiques que les conducteurs à cheval de l'artillerie ; c'est-à-dire posséder l'aptitude physique à l'équitation et être assez *vigoureux* pour porter des fardeaux. Les hommes *dont les membres sont mal conformés pour la marche et ceux dont la vision n'est pas irréprochable peuvent satisfaire à ce service.*

Pour les officiers de l'arme, les obligations du service n'exigent que l'*aptitude physique* à l'*équitation*.

### ARTIFICIERS, OUVRIERS D'ARTILLERIE ET D'ADMINISTRATION, INFIRMIERS MILITAIRES.

Dans les compagnies d'*ouvriers d'artillerie* et d'*artificiers*, dans les sections de *commis et ouvriers d'administration*, et dans les sections d'*infirmiers*, les aptitudes professionnelles sont prépondérantes et les aptitudes physiques secondaires : l'aptitude à la marche peut être médiocre, et la vision imparfaite. Cependant, les ouvriers des sections d'administration doivent posséder la vigueur nécessaire pour porter des fardeaux, et il faut écarter des sections d'infirmiers les hommes de constitution chétive qui offriraient peu de résistance à l'atteinte des maladies contagieuses auxquelles ils sont particulièrement exposés ; des hommes assez vigoureux y sont aussi nécessaires pour exécuter la manœuvre de force qui consiste à soulever un malade dans son lit ou à le porter seul d'un lit à un autre.

## ENGAGEMENTS VOLONTAIRES.

Afin d'assurer le recrutement de toutes les capacités nécessaires aux services de l'armée, les engagés sont reçus dans les différentes armes à la faveur de tolérances pour la taille determinées par un tableau annexé au décret du 28 septembre 1889.

## ÉCOLES MILITAIRES.

En s'engageant conformément au titre II du même décret, les jeunes gens reçus aux Ecoles militaires, à l'exception de l'Ecole spéciale militaire, de l'Ecole militaire d'infanterie et de l'Ecole d'application de cavalerie, ainsi que ceux reçus aux écoles mentionnées dans l'article 28 de la loi sur le recrutement, peuvent être admis dans l'armée avec une tolérance pour la myopie jusqu'à 7 dioptries, à la condition que les lunettes qu'ils portent habituellement ramènent au moins à 1/2 l'acuité visuelle à distance pour l'un des yeux, et à 1/10 pour l'autre.

En aucun cas, l'engagé entré dans l'armée à la faveur des tolérances ne sera admis à faire valoir ultérieurement les défectuosités de la vision pour obtenir une réforme, à moins qu'il ne soit dûment constaté qu'il a cessé d'être dans la limite de ces tolérances.

Les candidats à l'Ecole spéciale militaire, à l'Ecole militaire d'infanterie et à l'Ecole d'application de cavalerie, doivent présenter les conditions de vue, telles qu'elles sont définies pour les hommes de troupe, *mais sous la réserve absolue que l'acuité visuelle pourra être ramenée à la normale par l'usage des verres, au moins pour l'un des deux yeux.*

# TABLE DES MATIÈRES

## I. Considérations préliminaires.



## II. Mode d'examen des hommes.



## III. Maladies, infirmités ou vices de conformation qui rendent impropre au service militaire.

### AFFECTIONS EN GÉNÉRAL.

## IV. Aptitude au service auxiliaire.



## V. Aptitude particulière aux différentes armes.



Paris et Limoges.— Imprimerie militaire Henri CHARLES-LAVAUZELLE

www.ingramcontent.com/pod-product-compliance
Lightning Source LLC
LaVergne TN
LVHW020039170826
845678LV00001B/335

* 9 7 8 2 3 2 9 6 9 4 3 3 7 *